認知症治療の革命

人体の組織(脳)・細胞を再生する HGF

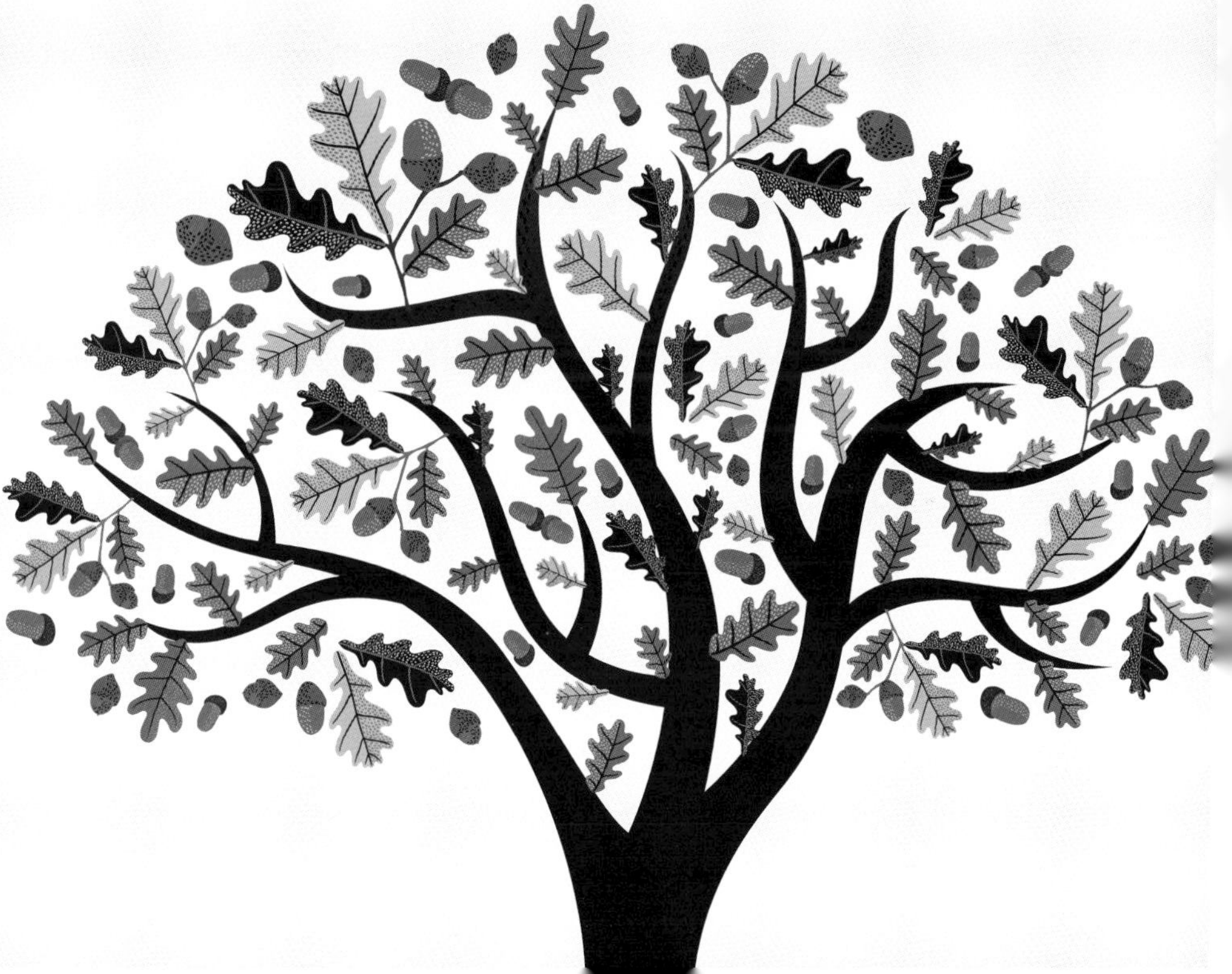

漢方医学からみた「食」と「薬」の関係

同じ自然界の“恵”み

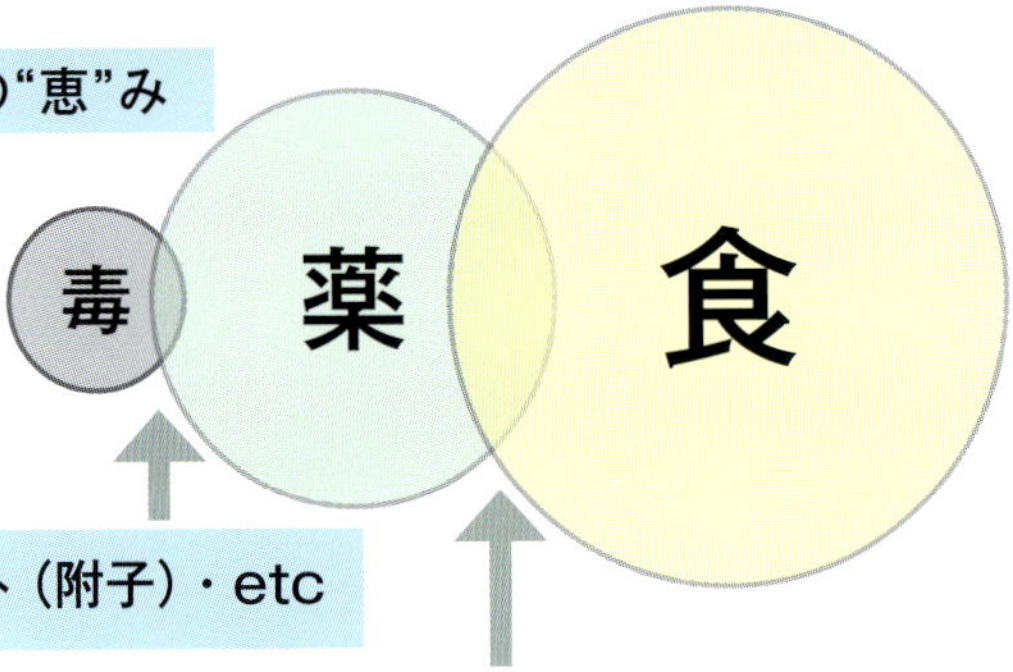

・トリカブト（附子）・etc

生姜・胡麻・ニンニク・ナツメ・山薬（自然薯）
甘草・山椒・クチナシ・枸杞の実・高麗人参・etc

枸杞の実
【生薬名：枸杞子】

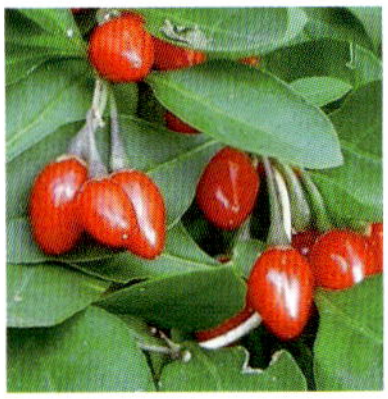

トリカブト
【生薬名：附子】

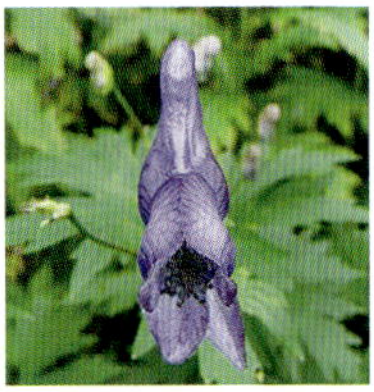

肝臓の再生

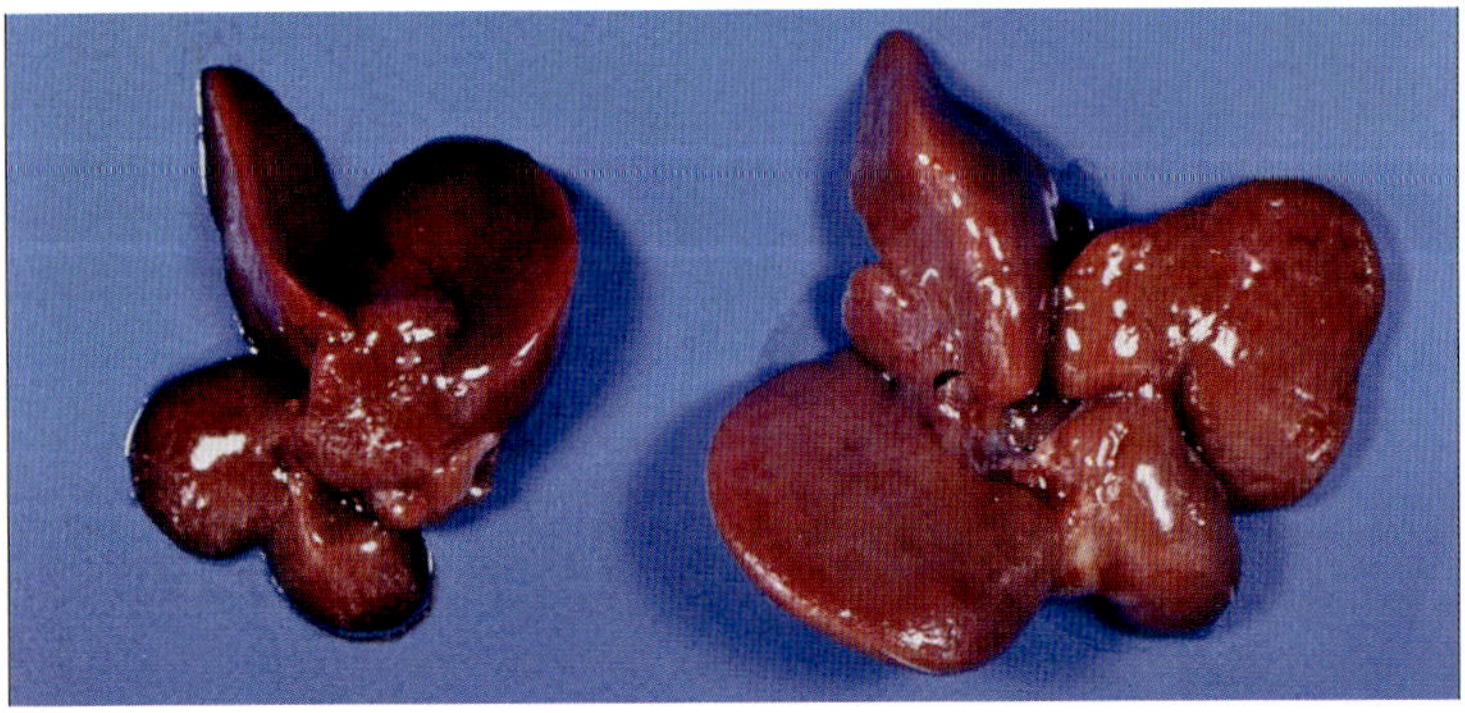

手術直後　　術後 7 日目

HGF は肝臓病の治療に有効

●急性／劇症肝炎……肝細胞死の顕微鏡観察像

・対照群

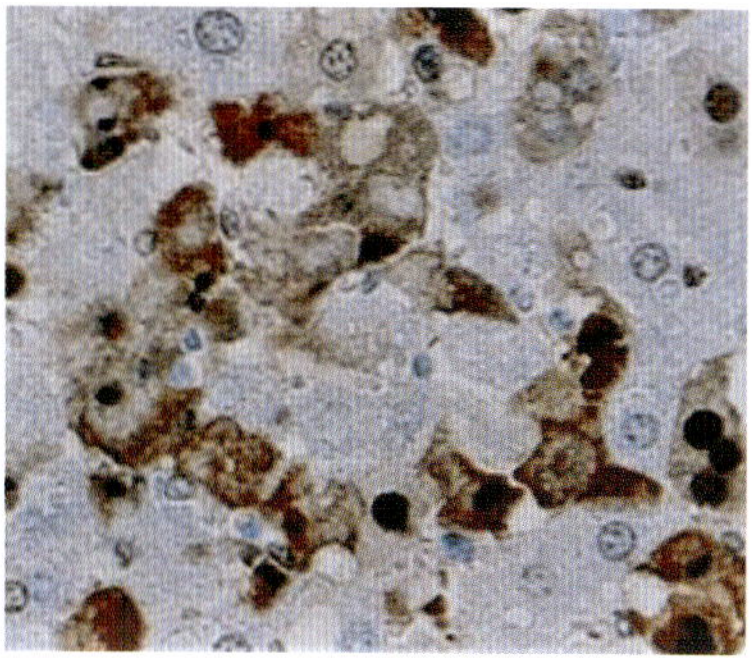

・HGF 投与

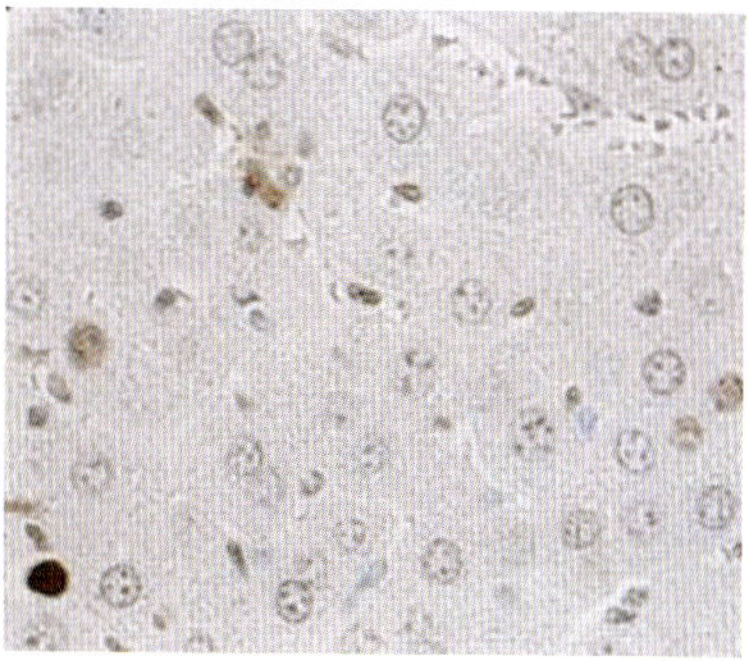

茶色に見えるのが死にゆく肝細胞。
HGF 投与により細胞死が阻止されている。

●肝硬変……肝組織の顕微鏡観察像

・正常肝組織

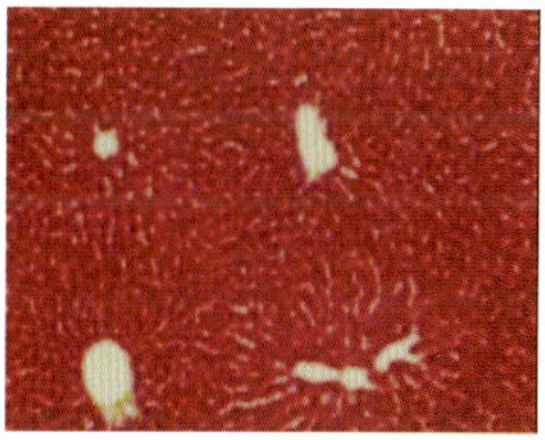

・肝硬変の肝組織

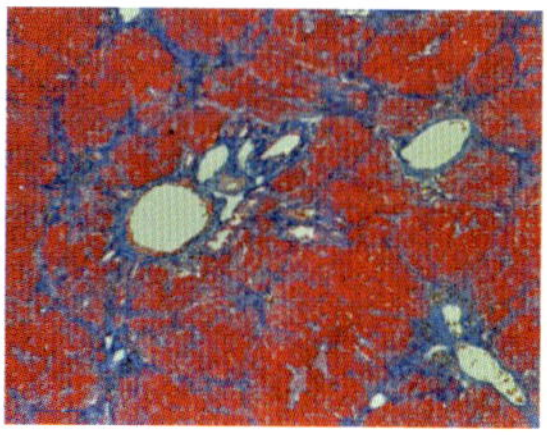

・3 週間毎日HGF投与

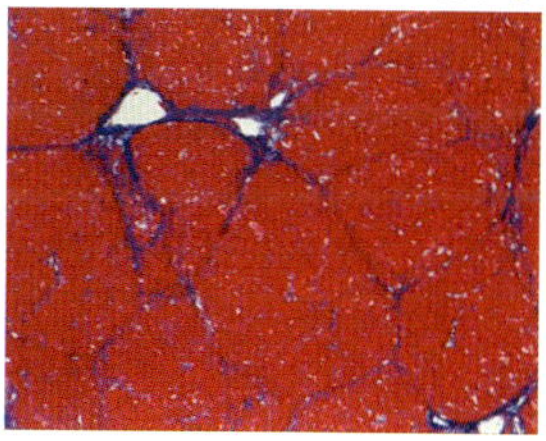

青く染まっているのがコラーゲン線維で、肝臓を硬化させている原因。
HGF 投与によりコラーゲン線維が大きく消失しているとともに、
正常肝組織が再生している。

はじめに

二つの医学と難病

この本は認知症の医学的解説書ではありません。ですから難解な医学用語はできるだけ避けています。また、認知症の恐さを強調したものでもありません。人格が変容するなど認知症の症状については今や誰でも知ることになりました。認知症に対する恐怖を煽ることはかえって認知症に対する誤解を招きかねません。

また、この本は漢方の良さをことさら宣伝するものでもありません。西洋医学には、西洋医学の素晴らしさがあり、漢方医学には漢方医学の素晴らしさがあります。
二つの医学には人を診る場合のそれぞれのモノサシがあり、それぞれの理論理屈があります。

西洋医学は〝部分〟を重視し、漢方医学は〝全体〟を重視します。
認知症などの脳の病気においても西洋医学では脳内の組織の病態変化（部分的）を重視し、漢方医学は顔色や肌の色艶、表情、食欲など外に現れる症状全体を重視するなどの違いがあります。そして、複雑な症状を呈する認知症という病気に対しては、この違う二つのモノサシを用いて、また違う理論理屈でもって対処して行くことが重要ではないかと思います。違う医学同士が互いに協力し合い認知症という病気を克服して行く、そのような時代が到来していると思います。

この本は、現代医学と漢方の融合で見えてきた認知症などの難病の

対処または治療と予防について述べたものです。

組織の『再生』という最先端医療に漢方医学が役立つとき、新たな治療法と治療薬が生まれる可能性について述べています。

HGFとの結びつき

タイトルの「ＨＧＦ」とは人間の組織を再生・修復させる内因性因子（タンパク質）のことです。

科学的手法により見出されたＨＧＦが、今までともすれば経験知や経験則だけで科学的ではないとされてきた漢方医学と結びついたとき、それは新たな時代の、新たな漢方医学の幕開けとなり、**漢方医学は『漢方医科学』となるのです。**

そして、そのことが難病治療に新たな道を切り開くと確信しています。

アルツハイマー病などの「認知症」も難病のひとつです。現在のところ、根本的な治療の方法は見つかっていません。

認知症根治の鍵

有吉佐和子の「恍惚の人」が大ベストセラーになったのは昭和47年（1972年）のことでした。「恍惚（こうこつ）」という耳慣れない言葉が人の口に行き渡り、恍惚イコール老人ボケの意味となりました。森繁久彌・高峰秀子主演で映画にもなり、その後何度かテレビドラマでリメイクされています。

「認知症」という言葉は、この当時まだありませんでした。「老人性痴呆症」と言いました。

それから数十年経った現代では、高齢化社会、核家族化が進み、認知症という病気とそれを巡る介護の問題は深刻な社会問題になっていて、一刻も早く、認知症の根治治療法の開発が待たれています。

さて、現代医学の最先端というと、一般的には臓器移植手術が思い浮かべられます。しかし、**移植手術よりもっと最先端の医療が再生医療です。**移植手術が他人の臓器という借り物を自分の体に取り込むのに対し、再生医療は自分自身の組織や細胞で自分の体を蘇《よみがえ》らせ再生するものです。

その鍵となるのがＨＧＦ（肝細胞増殖因子）です。ＨＧＦは人間の自然治癒力の源です。そして、漢方もまた人間の自然治癒力を促すことにその医学の本質があります。

本書では医療に無限の可能性をもたらすであろうＨＧＦの発見とその作用メカニズム、そして漢方で使われる生薬が私たちの身体の中の細胞にＨＧＦを作り出させることを紹介しています。

自宅近くの川の土手には毎年タンポポがかわいらしく咲きます。舗装された土手のわずかな土の上にタンポポは旺盛な生命力でもって花を咲かせます。もちろん、タンポポの胞子は土手の上に無数に落ちているはずです。そのひとつがコンクリートではなく、その隙間のわずかな土に出会ったときに花が咲きます。

タンポポは根が1センチあれば再生する植物です。タンポポは花を咲かせ、やがて花は胞子となって空を飛びます。しかし、元のタンポポは死滅することなく翌年また花を咲かせます。植物はこのように再生力を持っているのです。

植物ほどではありませんが、人もまた再生力を持っています。生薬・漢方薬は、人の再生力＝自然治癒力に注目し、何千年もの長きに渡り利用されてきました。その中には、私達がまだ知り得ていない薬効成分が埋もれています。

この本はＨＧＦと漢方医学の結び付きから生まれる認知症治療の可

能性について書いています。

現代医学療法の最先端と漢方医科学

第1章では、認知症のメカニズムを簡単に述べ、現代医学治療の問題点について説明しています。認知症の原因や症状とともに医師によって投与される薬の限界にも触れています。

第2章は、再生医療と漢方医科学の関わりを述べ、漢方医学の考え方を述べています。そして、私たちが健康寿命を延ばすためにいかにＨＧＦと漢方薬がどのように関わるかということを示しました。

第3章はＨＧＦとは何かを解説し、その発見の過程とメカニズムについて記載しています。そして、認知症治療に光を指すＨＧＦの医療界からの注目、期待についても述べています。

第4章と第5章は現代再生医学の最先端の研究の成果であるＨＧＦ

と伝統的漢方医学の結びつきが薬の概念を変える画期的な治療法の開発になることを予言しています。

現代医学医療の最先端の一翼を漢方医科学が担えるとしたら、これ以上の喜びはありません。さらに、この本が認知症を始めとする難病治療と予防に役立ち、たくさんの患者やその予備軍となる人たちの松明《たいまつ》とならんことを願ってやみません。

執筆を依頼されたのは、例年になく寒さが厳しかった12月でした。いろいろな仕事が山積している中で、ようやく原稿を書き終えたときはもう秋の気配を感じる季節になりました。

最後に、ＨＧＦの発見者であり、その後の研究成果からＨＧＦの臨床応用に対する将来展望まで多大な知見をご教授頂きました中村敏一先生を始め、長年にわたり研究のご支援を頂いた中島宏先生、大阪産業創造会館の長谷川新氏、弁理士の松田玲子先生と井戸篤史先生、執筆に関しアドバイスを頂いた一般社団法人介護予防ネットワーク協会の宮田彰典氏、㈱人財教育研究所・㈱さくら総研の巽正司氏、滋慶出版つちや書店様に深く感謝します。

貴重な情報・アドバイス・はげましのお言葉、ありがとうございました。

2015年9月仲秋

岡　清正

大城　日出男

もくじ……content

第2章　再生医療と漢方医科学
――漢方の力を科学が証明する――

日本で使用されている生薬は約300種類／生薬配合製剤／漢方薬は生薬を漢方医学の理論に基づいて配合したもの／病気を克服する生命力を高める

◎HGFとの出会い　75
自然治癒力・再生力の源／HGF（肝細胞増殖因子）というタンパク質／天然物や漢方生薬が体内のHGFの産生を促す／再生医療の一翼を漢方医学が担う

第3章　夢の発見HGF組織再生のヒミツ
―よみがえる身体、よみがえる脳―　79

◆HGF（肝細胞増殖因子　Hepatocyte Growth Factor）とは何か

◎自然治癒力を支えるHGF　80
組織再生の鍵となる因子／肝臓の細胞を増殖させるタンパク質

◆HGFはこうして発見された

◎肝細胞に着目　81
人体のスーパー化学工場　肝臓／肝細胞の機能

◎再生力が高い肝臓――ギリシャ神話のプロメテウス―― 83
ゼウスの怒り／鷲についばまれても復活
◎100年前からわかっていた再生力―― 84
肝臓の再生能力を初めて科学的に証明／ラットの肝細胞が増殖
◎肝臓の再生力からHGFを発見―― 85
世界の研究者が努力／幻の肝細胞増殖因子を発見／新規の物質／肝再生因子の実体解明される

◆肝臓が復活する

◎肝臓の病気とHGF―肝炎・肝硬変の治療―― 90
肝臓病モデル動物で実験／劇症肝炎を防ぐ／肝硬変にも治療効果／肝臓の線維化の解除と組織の再生が証明

◆多機能なHGF

◎全身の組織で働く―― 94
神経、腎臓、肺、心臓、血管、皮膚などの細胞に働く／細胞運動促進活性／形態形成誘導活性
◎肝臓以外でも―― 97
HGFの投与／急性腎不全・腎硬化症・急性肺炎や肺線維症・心筋梗塞や心筋症、胃潰瘍・皮膚潰瘍などに有効遺伝子治療の臨床研究／

脳神経系のほとんどの細胞に／ALS（筋委縮性側索硬化症）・アルツハイマー病・パーキンソン病・脳梗塞・脊髄損傷などの神経疾患の治療へと

◆難病にも有効なHGF　—東北大学、慶応大学の臨床試験—

◎先端医療開発プロジェクトに——101
厚生労働省の先端医療開発特区プロジェクト／脊髄損傷の有効な治療法／難病中の難病ALS（筋委縮性側索硬化症）にもHGFを用いる／HGF供給でALSの発症が大幅に遅れる

◆HGF治療の二つの方向　—私たちのチャレンジ—

◎体の中のHGFを増やせば治療ができる——104
治療困難な病気を克服し、予防する可能性／血液中から取り出す／遺伝子の組み換え技術で作る／口から飲む薬（経口薬）に出来ない／HGFの産生を促す物質を含む食材や薬を摂取／実用的な医学治療に結びつく

【東北大学病院　ホームページより】

■臨床試験に至る経緯と背景——107

■臨床試験に向けた現状と目的、内容——109

第4章　西洋と東洋が出会うとき
—ＨＧＦ産生を誘導する生薬の配合—　111

◆ＨＧＦ誘導因子　—何がＨＧＦを産生させるのか—

◎病気になったときに増加するＨＧＦ　112
無駄なことはしない私たちの体／加齢とともにＨＧＦを作る能力は落ちる／高齢と生活習慣病／血中や組織中のＨＧＦ量の低下を防ぐには

◎誘導因子が指令を出す　113
ＨＧＦ誘導因子が細胞に促す／インジュリンの研究／アクセルとブレーキで発現調節／誘導因子を使った治療法／ＨＧＦ誘導因子で病気の治療はできるか／実験モデルで実現／副作用のない誘導因子が必要

◎天然物にもあるＨＧＦ誘導因子　117
昆布やモズク／フコイダイン／コレウス・フォルスコリ／米ぬか・ニガウリ・ダイジョ（大薯）・玄米／冬虫夏草・カンカニクジュヨウ・蒲公英根（ほこうえいこん）（タンポポの根）

◎医食同源（薬食同源）　120
人は自然界の一部／人間は自然の恵みにより「生かされている」／

「食」の中に「薬」／「薬」でもあり「食」／サプリメントとして取る／未病の状態で治す

◎誘導因子を口から摂取 123
注射で入れたHGFは体内ですぐに分解／長期にわたって注射は体に負担／負担の無い合理的な方法

◎誘導因子は脳にも働く 124
認知症とHGFの関わり／認知症は予防が重要／新しい脳神経細胞を生み出す治療

◎脳血液関門（BBB）という関所 124
神経細胞を有害物質から守るバリアー機能／脳は脳内だけでHGFを作る／経口薬として飲んで体内のHGFを増やす／十分な量のHGFを作ることが出来るHGF誘導因子を選ぶ

◆生薬の組み合わせが重要

◎組み合わせと配合の妙 126
様々な生薬エキスについて調べる／抗認知症エキス／軍隊の兵力が一人の兵隊の力に勝る／12種類の生薬の組み合わせと配合比率がHGF産生を高める

◎アミロイドβやタウは漢方医学の「瘀血《おけつ》」？——139
血液の流れが不良／あってはならない血液由来の悪い物（細胞が出す排泄物）を上手く運び出すことができなくなれば／血液の流れを改善する生薬や漢方処方で対処

◆認知症医療の新たな可能性

◎新しい時代の薬、漢方が脚光を浴びる——141
神経細胞を守り、細胞死を防ぐ／細胞の数を増やし、細胞同士の情報伝達を良くする／認知機能を改善／脳組織の再生／脳内のＨＧＦを増やし、認知症を防ぐ／12種類の生薬を配合した抗認知症エキスが可能にする

◎健康長寿の社会へ——145
人の世話にならず自立した生活を送ること／認知症は健康長寿の障害／健康長寿社会の決め手

・参考文献——147
・関連特許——148
・著者プロフィール——149

第1章

認知症の現在

脳の老化（病的萎縮）

◎神経細胞が死ぬ

「最近、物忘れが多くなった」
「顔は知っているけど名前が思い出せない」
「何かを取りにきたけど忘れてしまった」

この本を読んでいる人の中には、このような状態に心当たりのある方もいらっしゃると思います。物忘れなどの記憶障害は認知症の診断をする上で重要な症状の一つですが、正常な人でも年をとると脳が老化し物忘れは起こるようになります。

それでは、認知症の場合の物忘れと老化による物忘れとは何が違うのでしょうか?

よく挙げられる例ですが、「昨日の晩に何を食べたか思い出せない」と言うことは普通の人にもあることです。これに対して認知症の人は、食事が終わった直後でも「ご飯はまだか?」「まだ食べていない」と言ってきます。つまり、単なる物忘れでは食べたことは覚えていますが、認知症の場合は食べたこと自体を忘れているのです。この違いは脳の状態の違いによるものです。ここでは、まず脳の老化について述べていきます。

脳にはたくさんの神経細胞が集まっています。神経細胞はヒトデのような独特の形をしていて、神経突起と呼ばれる突起を何本も出しています。神経細胞はこの突起を介して互いに情報のやり取りをする複雑なネットワーク（神経回路）を形成しています。

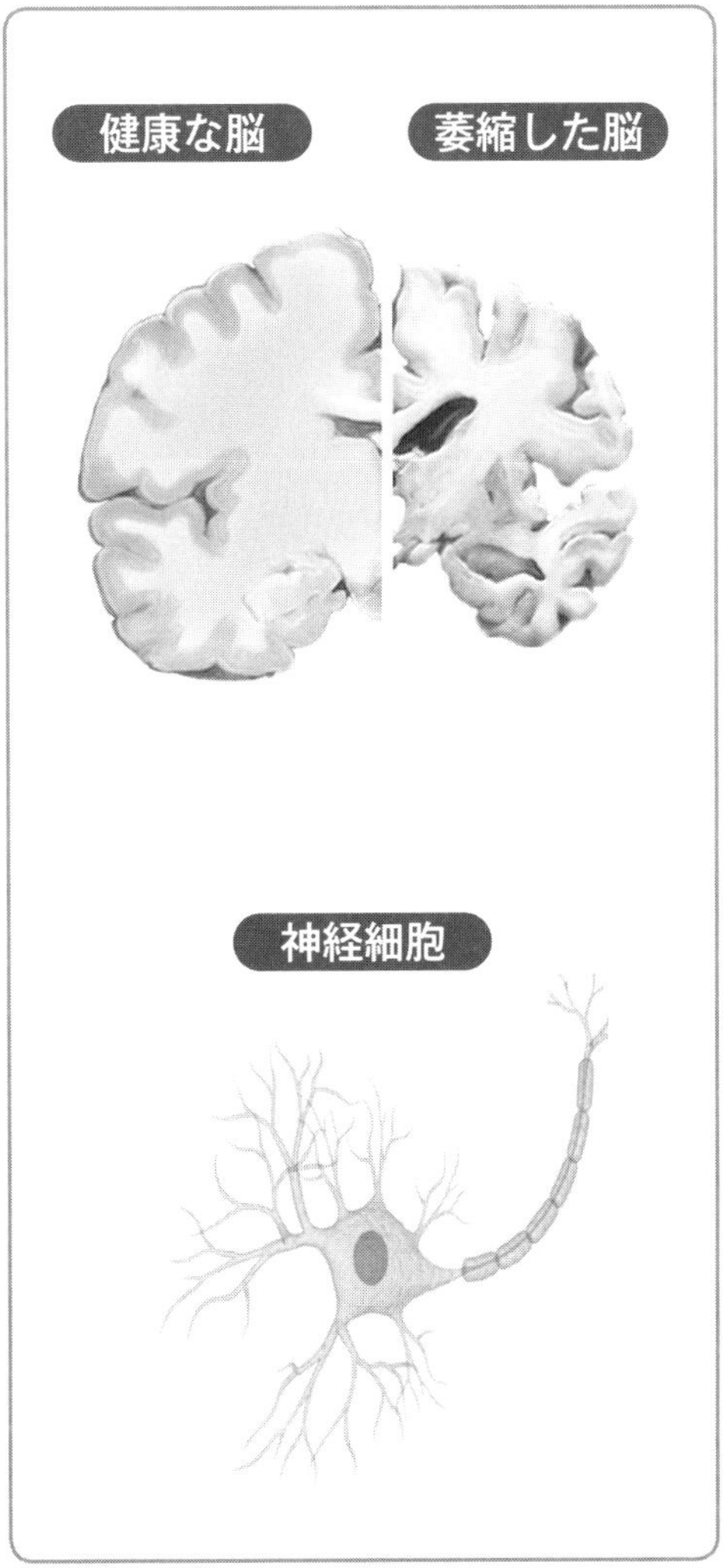

年をとるとともに神経細胞が死んでいき脳の容量が減少します。これを生理的萎縮と言い、誰にでも起こる脳の老化現象です。ですから、「単なる物忘れ」は病気ではありません。認知症は種類により神経細胞

の死に方がそれぞれ異なりますが、いずれも何らかの原因で脳の特定の領域の神経細胞がどんどん死んでいく病気です。認知症で起こる脳の萎縮は病的萎縮で、萎縮が進むにつれ認知症の症状が現れます。

◎認知症とは

では、「認知症とはどんな病気か？」「どういうメカニズムで起きる病気か？」ということを明確にしておきましょう。

日本は世界の中でも非常に速いスピードで〝超〟高齢化社会が進んでおり、認知症患者の増加が大きな社会問題となっています。２０１１年に厚生労働省は、糖尿病・癌・脳卒中・急性心筋梗塞の「四大疾病」に新たに精神疾患を加え「五大疾病」としました。

また、この時発表したデータでは、２００８年度の患者数は、糖尿病

237万人、癌152万人、脳血管疾患134万人、虚血性心疾患81万人であるのに対し、精神疾患の患者数（認知症・うつ病・その他）は323万人で、このうち認知症の患者数は200万人程度と発表されました。

ところが、2012年の新たなデータでは、認知症患者は約462万人と2008年時の2倍以上に増えています。また、認知症の前駆的病態である軽度認知機能障害は約400万人とされ、両者を合わせると65歳以上の4人に1人が該当します（厚生労働省研究班発表）。そして、10年後の2025年には認知症の人が700万人まで増加するとの推計を厚生労働省は発表しています。

さらに、認知症は高齢者だけがなる病気ではありません。

若くても認知症を発症することがあります。65歳未満の人の場合は若年性認知症と言います。

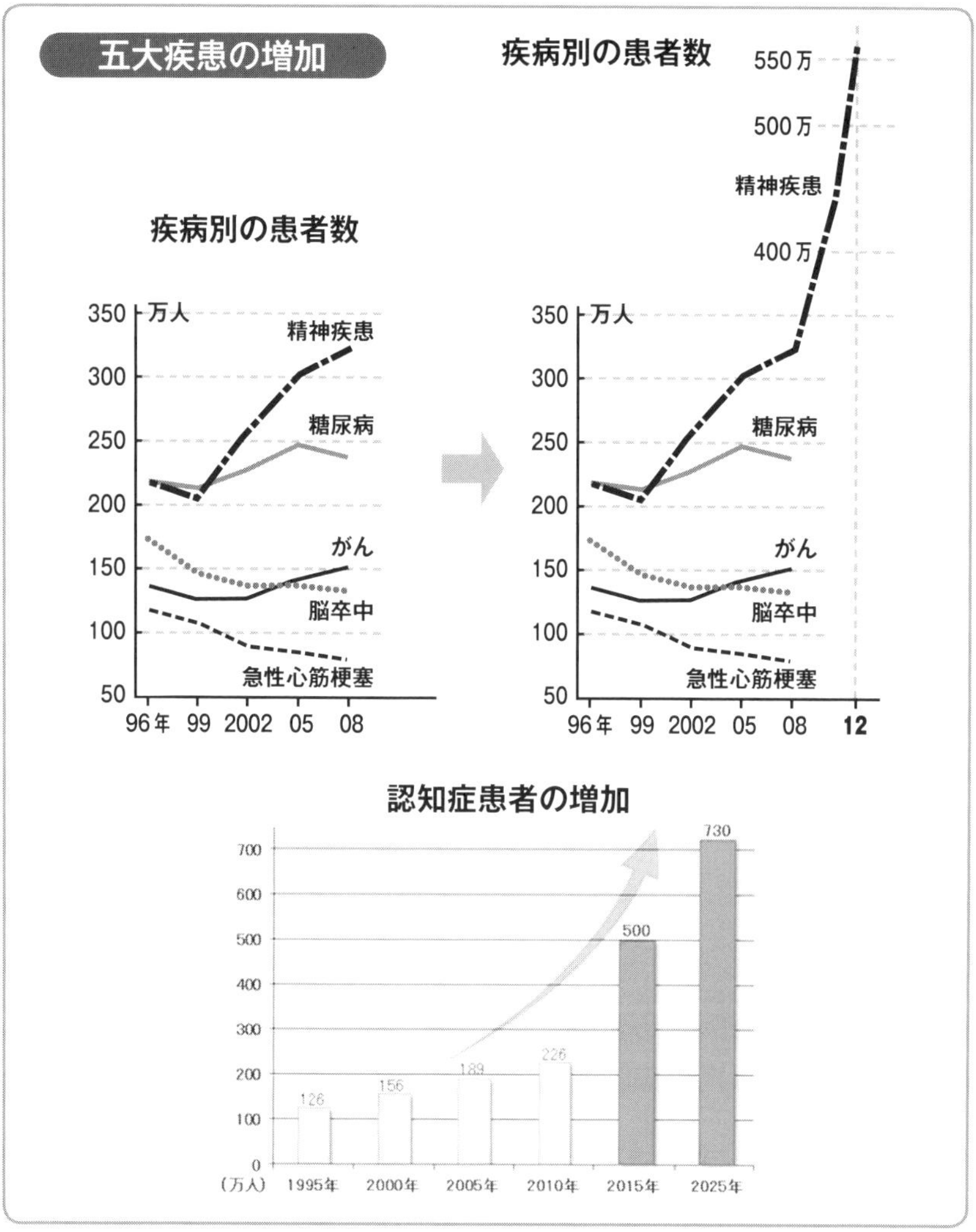
五大疾患の増加
疾病別の患者数
350 万人
300
250
200
150
100
50
96年 99 2002 05 08
精神疾患
糖尿病
がん
脳卒中
急性心筋梗塞
疾病別の患者数
550万
500万
400万
350 万人
300
250
200
150
100
50
96年 99 2002 05 08 12
精神疾患
糖尿病
がん
脳卒中
急性心筋梗塞
認知症患者の増加
700
600
500
400
300
200
100
0
（万人）
1995年 2000年 2005年 2010年 2015年 2025年
126
156
189
226
500
730

認知症はどうして起こる?

◎認知症のいろいろ

認知症は病名ではありません。いろいろな原因で脳の細胞が死んでしまったり、働きが悪くなったりしたためにさまざまな障害が起こり、生活するうえで支障が出ている状態のことで、原因によって種類が分かれます。

認知症になる病気として代表的なものが四大認知症と呼ばれる「アルツハイマー型認知症」「前頭・側頭型認知症」「レビー小体型認知症」「脳血管性認知症」です。

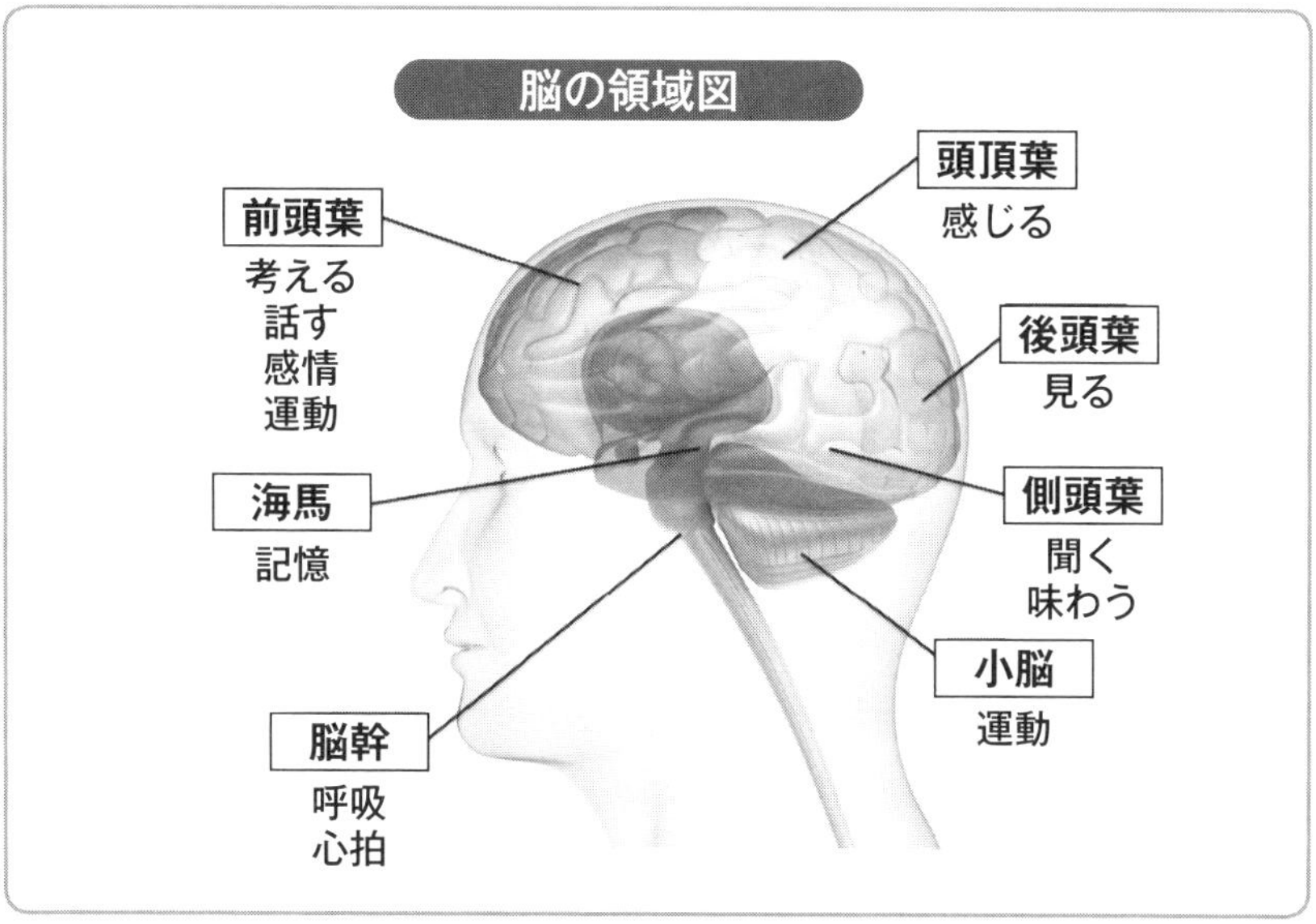

◎アルツハイマー型認知症

アルツハイマー型認知症は、脳内に「アミロイドβ」や「タウ」と言うタンパク質が蓄積することで、脳神経細胞が死滅して脳が少しずつ萎縮する病気です。アルツハイマー病では、近時記憶をつかさどる脳の「海馬」という領域が真っ先に冒されやすいので、数分前の出来事が抜け落ちるという症状が現れます。

物忘れから始まって次第に、時間、場所、人の見当がつかなくなります。病気が進行すると様々な周辺症状が現れ、言葉が出なくなったり、服が自分で着られなくなったりします。さらに人格が失われていくようになります。

余談ですが、アルツハイマー病はドイツの精神科医アロイス・アルツハイマーの症例報告が名前の由来です。病名の中には、病気を発見した人の名前がつけられているものがたくさんあります。ハンセン病、パーキンソン病、クロイツフェルト・ヤコブ病などがそうです。

◎前頭側頭型認知症（ピック病）

前頭側頭型認知症は、脳の萎縮が前頭葉と側頭葉で起こります。この領域の神経細胞にピック球といわれる球状の異常構造物が蓄積することから、かつてピック病と呼ばれていました。この名前も最初に症例報告をしたアーノルド・ピック医師に由来します。

アルツハイマー病と異なり、発病年齢が若く、40〜60代に多い認知症です。病気の初期には、人格や性格が極端に変わったという症状が現れます。そして、一般的な社会常識から外れた性格・行動パターンが見られます。物忘れなどの記憶力の低下はなく、アルツハイマー病とは対照的です。

◎レビー小体型認知症

レビー小体型は、大脳皮質や脳幹の神経細胞にレビー小体という異常な構造物ができることから起こります。レビー小体はパーキンソン病でも見られますが、パーキンソン病の場合は中脳黒質のドーパミン細胞内にレビー小体ができます。初期症状として、幻視・幻聴やパーキンソン病と似た手の震えや筋肉にこわばりと言った運動症状が見られます。

◎脳血管性認知症

脳血管性認知症は、「脳卒中」と称される脳梗塞や脳出血、くも膜下出血によって脳の血管が詰まったり破裂したりすることで、それより先に酸素や栄養を送れなくなり、神経細胞が死滅することによって起きる認知症です。

脳のどの領域の細胞が死ぬかによって症状は異なります。脳神経細胞が死なずに残っている領域は正常に働いていているため、記憶力は低下しても判断力はしっかりしているなど「まだら認知症」といわれる状態もあります。

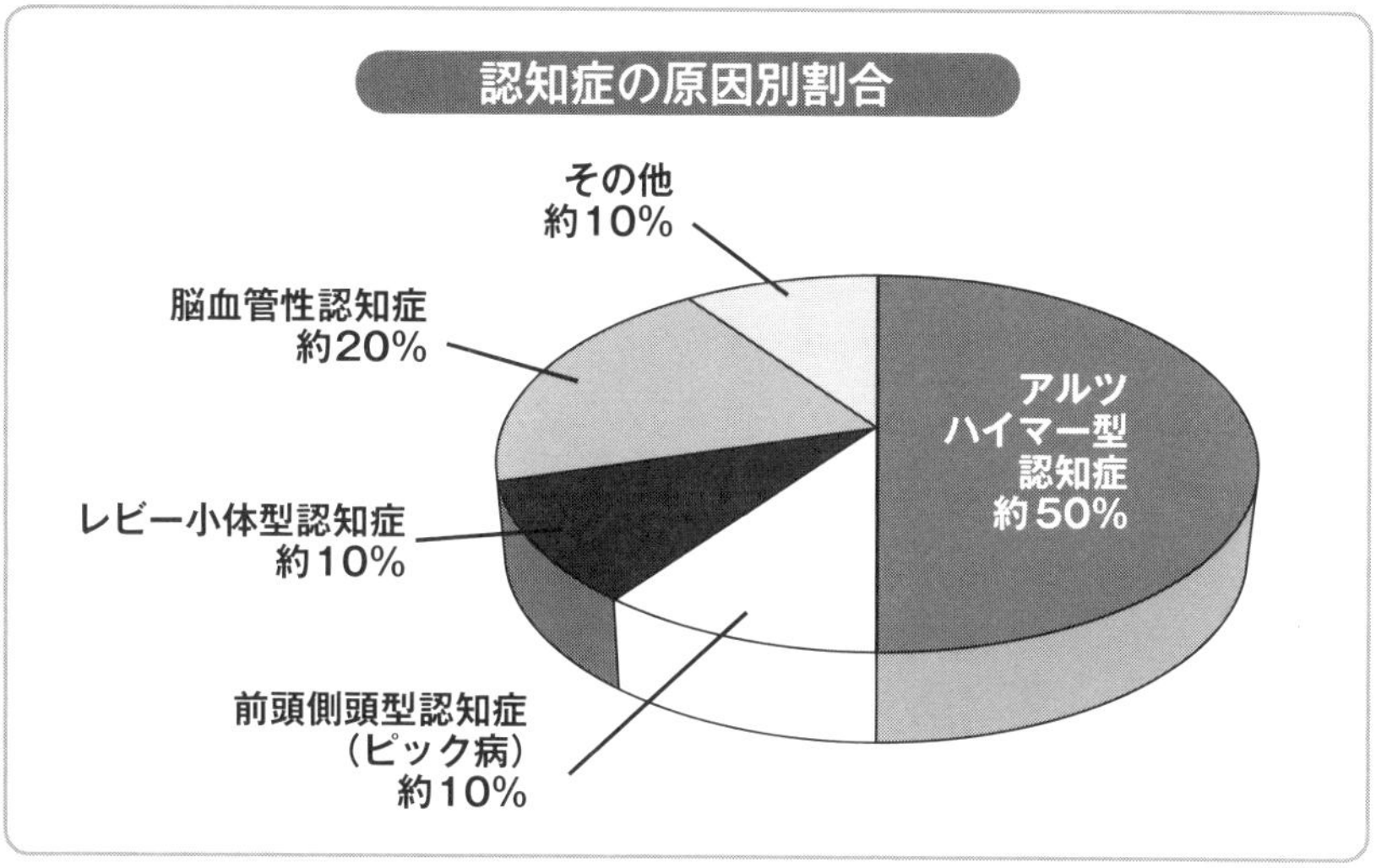

その他にも認知症を起こす原因はあります。いずれの場合も、脳神経細胞がなんらかの原因によって死んでしまうということから起こります。

認知症全体に各型が占める割合は上図のようになります。アルツハイマーがもっとも有名な認知症ですが、やはり占める割合が高いです。

認知症の症状

◎中核症状と周辺症状

認知症の具体的症状はどのようなものでしょうか。

認知症の症状には、中核症状と呼ばれるものと周辺症状と呼ばれるものがあります。

中核症状とは、脳神経細胞が死んでしまうことで起こる症状で、物忘れなどから始まる「記憶障害」、「理解・判断力の低下」、日付や自分のいる場所が分からなくなる「見当識障害」、計画を立てて行動することが出来ない「実行機能障害」などがあり、認知症の症状として必ず見られます。

周辺症状は、行動・心理症状（Behavioral and Psychological Symptoms of Dementia）とも呼ばれ、英語の頭文字をとってBPSDと略される場合もあります。

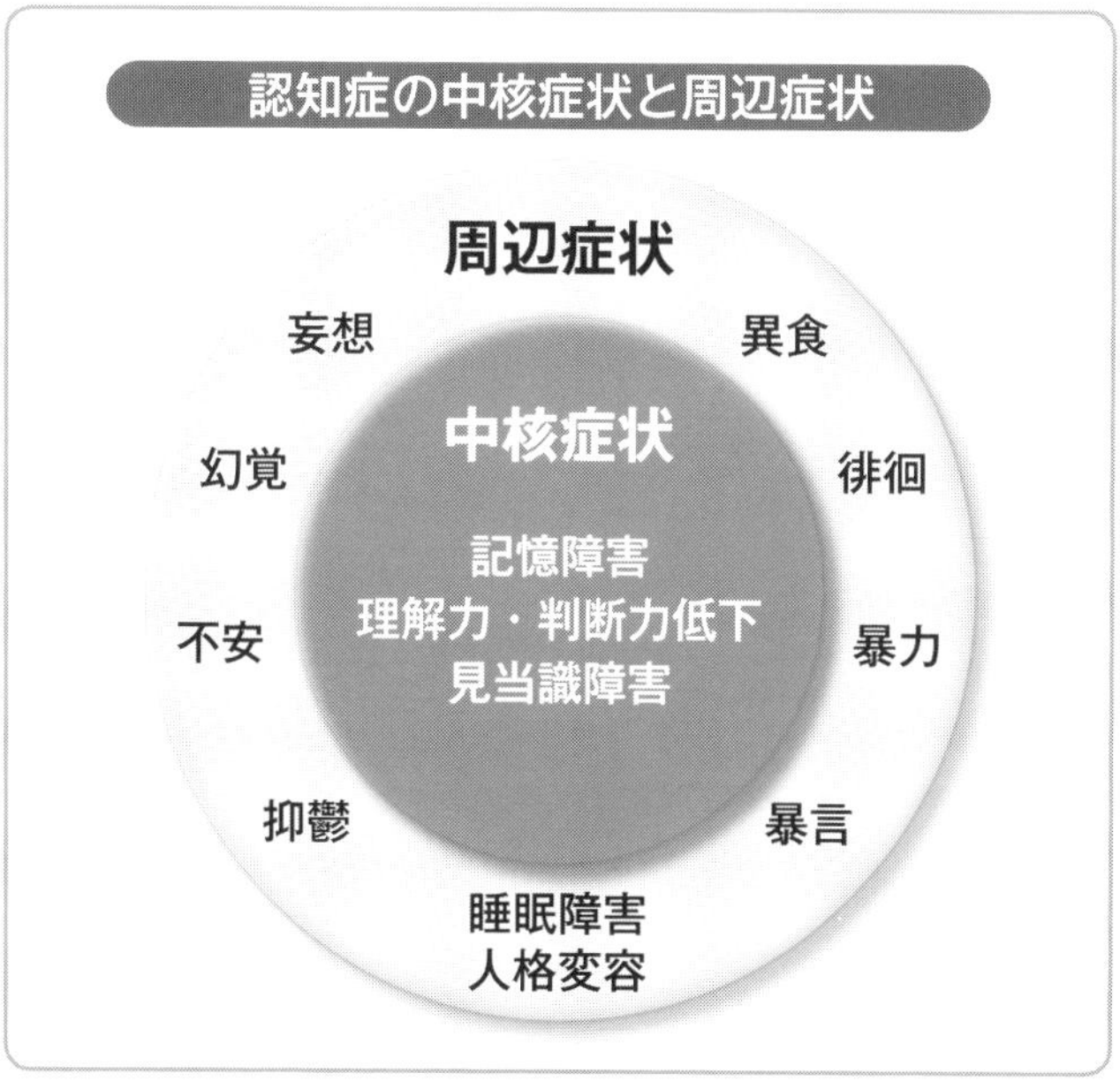
認知症の中核症状と周辺症状
周辺症状
妄想
異食
中核症状
幻覚
徘徊
記憶障害
理解力・判断力低下
見当識障害
不安
暴力
抑鬱
暴言
睡眠障害
人格変容

症状としては、徘徊・幻覚・妄想・意欲の低下・うつ・睡眠障害・異食・暴力・暴言などがあります。人によって現れる症状は様々で、これはその人の性格や人間関係、生活している環境などが関係しているためです。

◎認知症はどのように診断される？

認知症の診断には、心理・知能・脳機能のテストやCT、MRI、脳血流検査などの画像検査に加え、医師による問診が欠かせません。

日本で広く用いられている問診検査は、聖マリアンナ医科大学名誉教授である長谷川和夫博士が1974年に開発した「長谷川式簡易知能評価スケール（HDS-R）」と、その後に米国で開発された「ミニメンタルステート検査（MMSE）」です。HDS-RをモデルにUMMSEには、簡単な文章や図形をかかせるテストが加えられています。

次の問診表にある質問に答え、30点満点中20点以下（MMSEは21点以下）で認知症の可能性が高まるとされています。ただし、このテストだけで認知症と診断されるわけではありません。必ず病院に行って、専門医の検査を受けて下さい。

HDS-R

氏名	年令　（男・女）　年　月　日生	
	質問内容	配点
1	お年はいくつですか？（２年までの誤差は正解）	0，1
2	今日は何年の何日ですか？何曜日ですか？ （年、月、日、曜日が正解でそれぞれ１点ずつ）	0，1 0，1 0，1 0，1
3	私たちがいまいる所はどこですか？ （自発的にできれば２点、５秒おいて家ですか？病院ですか？施設ですか？のなかから正しい選択をすれば１点）	0，1，2
4	これから言う３つの言葉を言ってみて下さい。あとでまた聞きますのでよく覚えておいて下さい。 （以下の系列のいずれか１つで、採用した系列に○印をつけておく） １：ａ）桜　ｂ）猫　ｃ）電車 ２：ａ）梅　ｂ）犬　ｃ）自動車	0，1 0，1 0，1
5	１００から７を順番に引いて下さい。 （１００－７は？、それから７をひくと？と質問する。最初の答えが不正解の場合、打ち切る。それぞれ１点）	0，1 0，1
6	私がこれから言う数字を逆から言って下さい。 （６－８－２、３－５－２－９を逆に言ってもらう。３桁逆唱に失敗したら、打ち切る）	0，1 0，1
7	先ほど覚えてもらった言葉をもう一度言ってみて下さい。（自発的に回答があれば各２点、もし回答が無い場合以下のヒントを与え正解であれば１点） ａ）植物　ｂ）動物　ｃ）乗り物	a：0，1，2 b：0，1，2 c：0，1，2
8	これから５つの品物を見せます。それを隠しますのでなにがあったか言って下さい。（時計、鍵、タバコ、硬貨など必ず相互に無関係なもの）	0，1，2 3，4，5
9	知っている野菜の名前をできるだけ多く言って下さい。（答えた野菜の名前を右欄に記入する。途中で詰まったり、約１０秒間待っても答えない場合はそこで打ち切る） ０～５＝０点、６＝１点、７＝２点、８＝３点、９＝４点、	0，1，2 3，4，5

MMSE

内　容	教　示	回　答	得　点
見当識（時間） (ます時間を隠す)	**今年は何年ですか。**（平成、西暦など言わない） **今の季節は何ですか。** **(腕時計を見ないでお願いします）今、何時くらいですか。** (±１時間までを正答とする) **今日は何月何日ですか。**（±１日までを正答とする）	年 月 日	／1 ／1 ／1 ／1 ／1
見当識（場所）	**ここは都道府県でいうと、どこですか。** **ここは何市ですか。** **ここは何病院ですか。** **ここは何階ですか。** **ここは何地方ですか。**たとえば東北地方。		／1 ／1 ／1 ／1 ／1
3 単語記銘	**今からいくつかの単語を言いますので覚えておいてください。** (短期間に２回行う場合は、他の組み合わせから）検者は１秒に１語ずつ。被験者に繰り返させ、３語すべて言うまで繰り返し、要した回数を記録。**後でまた聞くので覚えておいてください。(強調)**（①～④のどの系列を行ったかを○で囲んで明記すること）	①桜 猫 電車 ②梅 犬 自動車 ③テレビ うどん 太陽 ④山 テニス 新聞	／3
Serial7	**100 から 7 ずつ引き算をしてください。**被験者の理解が悪い場合は再度「**100 から 7 ずつ引き算をしてください**」と伝える。途中で７をひくことを忘れても、教えてはいけない。再度、上記指示を繰り返す。 最初の回答から連続的に正答した部分までに得点を与える。	93　86　79　72　65	／5
復唱	**今から読む文章を語尾まで正確に繰り返してください。** **「みんなで、力を合わせて綱を引きます。」**		／1
3 段階命令	大小の紙２枚を被験者の前に置く。 **今から私が言うとおりに紙を扱ってください。** **①小さい方の紙を取って　②それを半分に折って** **③大きい方の紙の下に入れてください。**（①②③を続けて読む）		／3
図形模写	**次の図形を描いてください。** 交点が正しい、２つの五角形が描かれていれば正解とする。		／1
書字作文	**何か文章を書いてください。** 検者が文章を提示してはいけない。被験者自らが文章を考え出せなければ得点は与えられない。漢字の間違いは誤答としない。		／1
読字理解	**これを読んでこのとおりにしてください。** **→「目を閉じなさい」** 「これを読んでこのとおりにしてください」と指示し、読むだけで何もしない場合は、 再度「このとおりにしてください」と指示する。これで正答すれば１点、この指示でも目を閉じない場合は０点とする。		／1
遅延再生	**さきほど、いくつかの単語を覚えていただいたのですが、それは何でしたか。**「３つの単語を言ってください」というような単語数を言ってはいけない。		／3
物品呼称	(時計を見せながら）**これは何ですか。** (鉛筆を見せながら）**これは何ですか。**		／2

【重要】患者の様子や反応を、すべて記載すること！

合計　／30

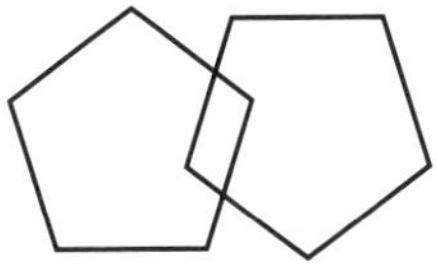

認知症の薬

◎認知症の進行を遅らせるアリセプト

「認知症かな？」と思い、病院やクリニックに行ったらどのような薬の処方が行われるのでしょう。

１９９９年にエーザイ株式会社はアルツハイマー病治療の画期的な薬として、塩酸ドネペジル（商品名…アリセプト）の開発に成功しました。

生みの親は当時エーザイの研究者だった杉本八郎先生です。杉本先生はエーザイを退社した後、京都大学大学院薬学研究科教授、同志社大学脳科学研究科教授を務められています。

アリセプトは、神経細胞間の情報伝達を改善する薬です。アルツハイマー症の人の脳は神経伝達物質の一種類であるアセチルコリンが減っています。アリセプトはアセチルコリンの減少を抑え、認知症の症状を改善し進行を遅らせます。アリセプトはアルツハイマー病の治療薬として世界中で最も使われている薬です。

しかし、症状があまりにひどくなった場合には効果が出ません。また、病気の進行を遅らせることはできても根治はできません。

アリセプトはあくまで脳神経細胞の情報伝達をよくする薬であり、服用していても認知症はだんだんと進行していきます。

◎根治治療ができない

つまり、脳の神経細胞自体を再生させる薬はないので、せめて細胞同士の伝達をよくしようとするのがアリセプトです。ちょうど消えかかった懐中電灯の乾電池を取り出し、もう一度入れなおすとしばらく点灯するようになったり、映りにくくなった昔のテレビをたたくとしばらく調子を取り戻すようになったりするのとどこか似ています。

このアリセプトの他、２０１１年に日本の厚生労働省は、リバスチグミン、ガランタミン、メマンチンなど海外で開発された3種類の薬を承認しましたが、若干の違いはあるものの薬の作用はアリセプトとほとんど同じです。

認知症を根治する薬は未だ開発されていないのです。

◎新薬の開発に99・6％が失敗

現在、アルツハイマー認知症の発症原因とされるアミロイドβをターゲットにした新薬の開発が世界中でおこなわれていますが、その成果はほとんどゼロに等しいといわれています。

米国のクリーブランド・クリニックが世界で初めてアルツハイマー病治療薬の臨床試験を分析し、その結果を「アルツハイマー病の薬剤開発パイプライン：候補薬剤の少なさと度重なる失敗」というタイトルで『Alzheimer's Research & Therapy誌』に発表しました。それによりますと、2002年から2012年までの10年間で、新薬候補物質を用いた臨床試験が413件おこなわれ、そのうち薬までたどりついたのはたった0.4%の1～2件で、99・6%が失敗に終わっていることが分かりました。その0.4%の中にリバスチグミン、ガランタミン、メマンチンなどが入っています。

◎世界的な新薬開発の行き詰まり

1年間に世界各国で医薬品開発に投じられる費用は、**1975年には40億ドル**だったのですが、これが**2009年には400億ドル**と10倍になっています。一方で1年間に認可された新薬は、１９７６年は26個で２０１３年は27個と変わっていません。つまり、新薬開発にかかるコストが**10倍に跳ね上がっている**のです。

また、新しい薬効成分が発見されてから臨床試験を経て新薬として認可されるまでに要する期間が**１９９０年代には平均９・７年**だったものが**２０００年代は13・９年**にも延びています。アルツハイマー認知症が治療困難な病気であるだけでなく、実は、世界的に新薬開発の行き詰まりが問題になっているのです。

第2章

再生医療と漢方医科学

―漢方の力を科学が証明する―

人が持つ再生力の源

◎人は細胞の集合体

病気になるとはどのような状態を言うのでしょうか？

体のどこかが痛かったり、やろうと思った事ができなかったりする体の機能の低下などは病気の症状です。病気とは体の組織が傷ついたり、障害を起こしたりする状態です。


病気が治るということは、体の組織が元通りに修復することです。

また、病気になると痛みのある部位をかばうために正常な部位が無理をして身体のバランスが崩れます。

私たちの身体は、骨も肉も臓器も血液も皮膚もすべて細胞でできています。その数は60兆個にも上ります。そのおびただしい数の細胞がそれぞれの役割を担い、互いにつながりあって人間の身体を機能させます。人間とは細胞の集合体・塊《かたまり》なのです。

その細胞の集合体の一部が何らかの原因によって衰弱する、あるいは死滅すると、身体のバランスが崩れてさまざまな症状を引き起こします。ちょうど精微な部品の集合体で作られたジャンボ機の部品やネジが一つでも壊れると機体は安全に飛べなくなるようなものです。

◎細胞は再生する

ところが、人間の体はとてもよく出来ていて、部品やネジに当たる組織や細胞が少々壊れても自動的に再生しようとします。組織や細胞に異常が発生して身体のバランスが崩れても体自身が元の平衡状態に戻そうとします。本来、人には自力で回復する力が備わっているのです。この力が自然治癒力と言われるものです。

包丁で指を切っても、しばらくすれば傷口がふさがりますし、少し風邪を引いたぐらいなら、薬を飲まなくても2～3日寝ていれば治るのは自然治癒力が備わっているからです。

このように身体は正常な状態・バランスを保とうと回復する力を元々備えています。しかし、バランスが過度に崩れるとうまく平衡を取り戻すことができない場合があります。そんなときは外部の力を使って正常な状態に戻さねばなりません。

これが「治療」です。薬や手術は治療のための手段です。

また、治療にいたる前に組織や細胞が損傷しないような何らかの方法を取ることが「予防」です。

漢方医学では、人が持っている自然治癒力・再生力を高めることによって、体調を整え健康で過ごせることに主眼を置いています。

漢方医学は科学的根拠がない？

◎古いイメージの漢方医学

西洋医学も漢方医学も病気の治療や予防のために研究・実践されてきました。そのことに変わりはありません。

ただ、一般的には漢方医学はどのようなイメージを持たれているでしょうか？

漢方医学というと何千年もの前からの伝統的な医療であり、現代医学とは対極にある古めかしいものと思っている人が多いようです。

「漢方医学はそのメカニズムが不明で科学的根拠に欠ける」などともよく言われます。

漢方薬にしても「〝効く〟のはわかるが、なぜ効くのか証明されていない」「プラシーボ効果（薬効のない偽薬《にせぐすり》を飲んでも暗示的効果により症状がよくなること）ではないのか？」という声も聞きます。

科学的根拠とは、病気がどの臓器や組織・細胞の機能の変調によってもたらされるものであるか、また、それに対してどんな物質（薬効成分）がどのような機序《きじょ》（メカニズム）で作用するか、というような因果関係が明らかになることです。

たとえば、糖尿病は血糖値（血液中のブドウ糖濃度）が異常に高くなったときに起こる病気で、インスリンというホルモンが足りなくなったりうまく細胞に作用しなくなったりすることで起こります。糖尿病が重くなると人工的に作ったインスリンを皮下注射してこれを補い、血糖値を上がり過ぎないようにしたり、肝臓や筋肉の細胞にブドウ糖消費を高めさせる物質（薬）を投与し、血糖値をコントロールしたりします。

このようにメカニズムが説明でき、薬の有効性を統計的に証明できることを医学界では科学的根拠があるとします。

◎漢方医学は日本の医学の非主流派

科学というものをどう考えるかは西洋と東洋によって違いがあります。西洋科学は自然界に原理・法則を見つけて各現象との因果関係を解明するものであり、東洋の科学は自然界のバランスを重視します。ですから、漢方医学が非科学的なものであったということではありません。

しかし、因果関係の根拠を重んずる西洋科学的な見地からすると漢方医学は経験知・経験則からなる要素が強いことはたしかです。漢方生薬など天然の薬物がどのようなメカニズムで体に作用するかの証明は科学的には証明が難しいものでした。

そのため漢方薬は医学界から冷淡な見方もされてきました。明治に入ってからの日本の医療がいったん漢方医学を否定し、西洋医学に学ぶのが主流だったためです。

漢方薬の一部に健康保険が始めて適用されたのは1967年です。当時の医師会長、武見太郎氏の働きかけによって、まず4種類の漢方薬が健康保険に認められました。現在では、健康保険の適用がある漢方薬は、エキス剤（生薬から生薬を煎じた液からエキス成分を抽出し製剤化したもの）が148種類、生薬は約200種類まで増えていますが、効能があることがわかっていても厚生労働省はなかなか新しく認可しません。

漢方医学の考え方

◎歴史が証明する

ここで、漢方医学の医療に対する基本的な考え方を簡単に述べます。

漢方医学はまじないでも呪術でもありません。東洋の医学であり、科学です。

「病膏肓《やまいこうこう》に入《い》る」という言葉があります。病気がひどくて手の施しようのないことを言います（字がよく似ているので「こうもう」とよく言い間違われますが）。

「膏」は心臓の下、「肓」は横隔膜の上のところです。昔は、この部分は薬も針も届かないので、ここが病気になると治療法がないという意味です。

「春秋左氏伝」に晋の景公が病気の妖精が二人の子どもになって、膏と肓の間に逃げ込む夢を見て、まもなく没したという話が出てきます。そこから生まれた故事成語です。太古の中国でも人体の仕組みがある程度解明されていたことがわかる言葉です。

◎治療観が異なる漢方医学

治療の考え方は西洋医学と漢方医学では異なります。西洋医学は、人間の体を器官の集合体と見て病巣のある部位を中心に治療します。これに対して漢方医学は身体全体をひとつの有機体としてとらえ、身体の持つ自然治癒力を高める方法で治療に当たります。

たとえて言えば、植木に虫が付き葉が枯れかけた場合、殺虫剤を噴霧して虫を殺し、枯れた葉を切り取るのが西洋医学の治療とすれば、植木に水や肥やしをしっかり与え、根っこから元気にして枯れないようにしてやるのが漢方医学の治療です。

◎五臓六腑とは

よく時代劇なんかでお酒を飲んだ時に「あぁ、五臓六腑にしみわたる」と言うのを聞いたことがあると思います。

五臓六腑とは、心臓や肝臓、胃や大腸など、私たちの体内にある内臓のことを表す言葉ですが、皆さんが想像する現代医学の内臓とはかなり違っています。

五臓は、肝（かん）・心（しん）・脾（ひ）・肺（はい）・腎（じん）。六腑とは、胆（たん）・小腸（しょうちょう）・胃（い）・大腸（だいちょう）・膀胱（ぼうこう）・三焦（さんしょう）のことです。

漢方医学でいう内臓は、西洋医学でいう内臓と名前が同じでも意味するところはかなり違います。

例えば「肺」という内臓をみてみましょう。

西洋医学で「肺」というと胸の内部にある実体としての肺臓（臓器）をさしますが、漢方医学でいう「肺」は、実体臓器としての肺臓を含めてすべての呼吸機能にかかわるすべての器官（気管や鼻）や、皮膚呼吸をおこなう皮膚も含みます。

歴史からみれば、漢方医学で使われている内臓の名称のほうが古いので、本来の意味はこちらであったと思いますが、今は逆に西洋医学が意味する臓器だけの認識が一般的になってしまいました。

五　臓

名称	機能（働き）	関連する器官・組織
肺	①呼吸活動の中心 ②「気」の生成と代謝 ③水液代謝にも関与	気管・鼻・皮膚
心	①五臓六腑を統括 ②「血」の循環 ③精神・意識活動の中心	血管・舌
肝	①「血」の貯蔵 ②「気」の流れを調節 ③胆汁の生成と分泌 ④精神活動にも深く関与	筋・目・爪
脾	①消化吸収の中枢 ②水分代謝に関与 ③「血」の統制	皮下組織・筋肉・口唇
腎	①体内の「陰」「陽」を統括 ②「精」を貯蔵 ③水液代謝の中心 ④呼吸活動に関与 ⑤精神活動に深く関与	生殖器・骨・歯・耳・髪

六　腑

名称	機能（働き）
大腸	①糞便の水分再吸収 ②糞便の運搬
小腸	①消化吸収（栄養素と不要な物質を分別） ②便の水分量（吸収）に関与
胆	①消化吸収（栄養素と不要な物質を分別） ②便の水分量（吸収）に関与
胃	①飲食物の受入 ②飲食物の初期消化
膀胱	①尿の貯留と排出
三焦	①全身の水液代謝に関与 ②臓腑（内臓）の有機的なつながりに関与

◎漢方医学の『腎』の重要性

西洋医学の腎臓は、血液を濾過し尿を作るなど、水液代謝をになう臓器ですが、漢方医学の「腎」は水液代謝だけでなく、生命の発生（生殖・受胎）から成長、そして、老化、死という生命プロセスの根源的な機能をになう大変に重要な臓器です。

漢方医学の「腎」には、『精《せい》』という生命活動の素《もと》となる物質が貯蔵されています。『精《せい》』はまた、人体を構成する根源的な物質でもあり、成長や発育、そして〝若さ〟の源となるものです。

「腎」の働きが弱まると貯蔵されている『精《せい》』も少なくなり、子どもであれば成長や発育に影響が及び、発育不良や知能の発達が遅れたりします。

そして、これが成人であれば、精力減退など性機能の低下をはじめ、腰・膝などの筋力低下や痛み、また、肌や毛髪、歯などに老化現象が現れ、またその速度がはやまります。

そして、人間の体が本来持っている免疫力や自然治癒力も低下し、病気にもかかりやすくなります。

◎漢方医学の「脳」

また、漢方医学では、「腎」が貯蔵する『精《せい》』が集まると『髄《ずい》』になり、『髄《ずい》』が集まると『髄海《ずいかい》』になるとしています。そして、この『髄海《ずいかい》』は脳、つまり大脳を意味しています。

皆さんもご存じのように、『髄《ずい》』が付くものには、骨髄《こつずい》や脊髄《せきずい》がありますが、どちらも骨の中にあるものです。漢方医学では、頭の骨の中にあるもの（＝脳）を、『髄』が多く集まり（海）塊《かたまり》をなすものとして『髄海《ずいかい》』としました。そして、その由来のおおもとは「腎」が貯蔵する

『精《せい》』であるとしています。

ですから、『(髄海《ずいかい》＝脳)』を原因とする症状である〝物忘れ〟など記憶力の低下に対しては、『髄』の不足、すなわち「腎」が貯蔵する『精』が不足していると考えます。

したがって、漢方医学では「腎」を大変重要視し、「腎」に活力を出させ、「腎」が貯蔵する『精』が不足しないような処方を行い、全身が元気を取り戻し、〝若々しくなる〟ようにします。これを「補腎《ほじん》」と言います。

この「補腎」を現代西洋医学のことばに置き換えると「抗酸化・抗老化作用」に当たります。

アルツハイマー病などの認知症は、脳の神経細胞が酸化する、つまり脳内の『精』が異変を起こすことが原因ですので、漢方医学の「補腎」はとても有効なものになります。

◎天然由来の生薬を組み合わせた漢方薬

漢方薬は自然界の薬用効果のある植物など生薬からなっていますが、これら生薬には私たちが普段食材としても利用しているものが数多くあります。たとえば、日常の食材としてよく用いるものに生姜《しょうが》がありますが、この生姜《しょうが》を〝生薬〟として扱う場合は、名前の文字は同じく「生姜」なのですが、読み方はショウガではなく「ショウキョウ」と読みます。また、生薬として実際の漢方処方に配合する場合には乾燥させたものがよく用いられ、この乾燥させた生姜を「乾姜（カンキョウ）」といいます。生薬としての生姜（乾姜）の効能は、冷えによる腹痛や消化不良、嘔吐、手足の冷え、悪寒などを改善し、せき、喘息、痰など呼吸器の症状にも効果をあらわします。

また、中華料理やデザートによく使われる食材に枸杞《くこ》の実がありますが、きれいな赤色をした枸杞の実は、その味が甘くて大変に美味しいことから最近ではスーパーマーケットなどでもドライフルーツとして販売されています。枸杞の実は、漢方薬に配合する生薬としてもよく用いられており、生薬での名前は「枸杞子（クコシ）」といいます。生薬の枸杞子は、滋養強壮、めまい、視力低下、脚腰の弱りや痛みに効果があり、漢方医学の「腎」を強化する作用（補腎作用）があります。

食材でもありまた薬材（生薬）でもある植物には、生姜や枸杞の実のほかにも胡麻やニンニク・ナツメ・自然薯《じねんじょ》（ヤマイモ）・山椒・クチナシ・高麗人参・甘草など色んなものがあります。

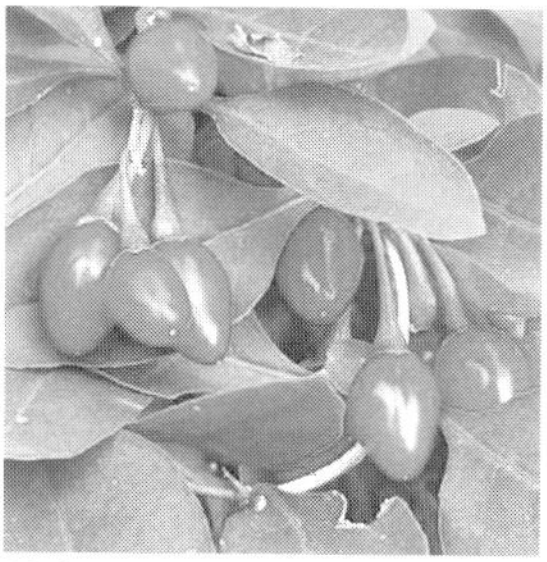
枸杞の実
【生薬名：枸杞子《くこし》】

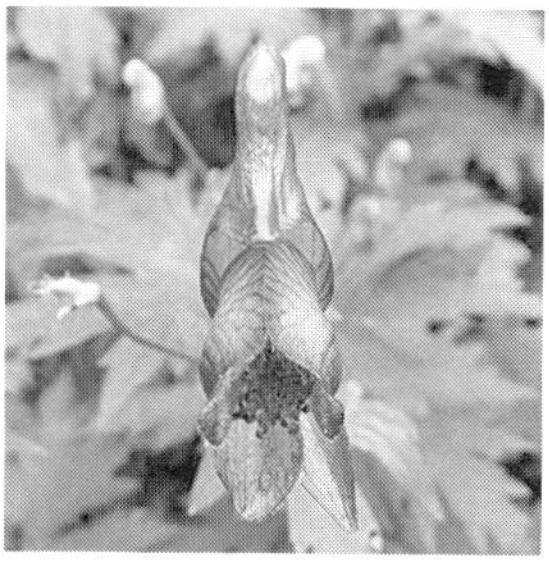
トリカブト
【生薬名：附子】

※巻頭カラーページを参照

◎トリカブトは毒？　薬？

自然の植物の中には強い毒性を持ったものもあります。たとえばトリカブトです。

狂言の演目に「附子《ぶす》」があるのをご存じでしょうか。主《あるじ》が家に置いている壺の中の砂糖を「附子《ぶす》という毒だから決してさわってはいけない」と言い残して外出します。ところが、家来の太郎冠者、次郎冠者は砂糖であることを知っていてこれをなめてしまいます。そこで、家来たちは主人が大切にしていた茶わんや掛け軸をわざと壊して、その償いに附子を食べたと言い訳します。

この強い毒性を持つ附子を誤って口にすると、神経がおかされ、顔の筋肉が麻痺して無表情になります。この無表情の顔を〝附子《ぶす》〟というようになり、これが転じて醜い顔のことを「ブス」というようになったと言われています。

顔立ちが少し整っていらっしゃらない女性を敵に回すような表現で恐縮ですが、ブスの語源になったという説があるくらいトリカブト（附子）は猛毒なのです。

古代の中国人は、そのトリカブトから毒を取り除き、無毒化して薬にしました。それが生薬の附子（ぶし）です。冷えを取ったり痛みを鎮めたりする効能があります。

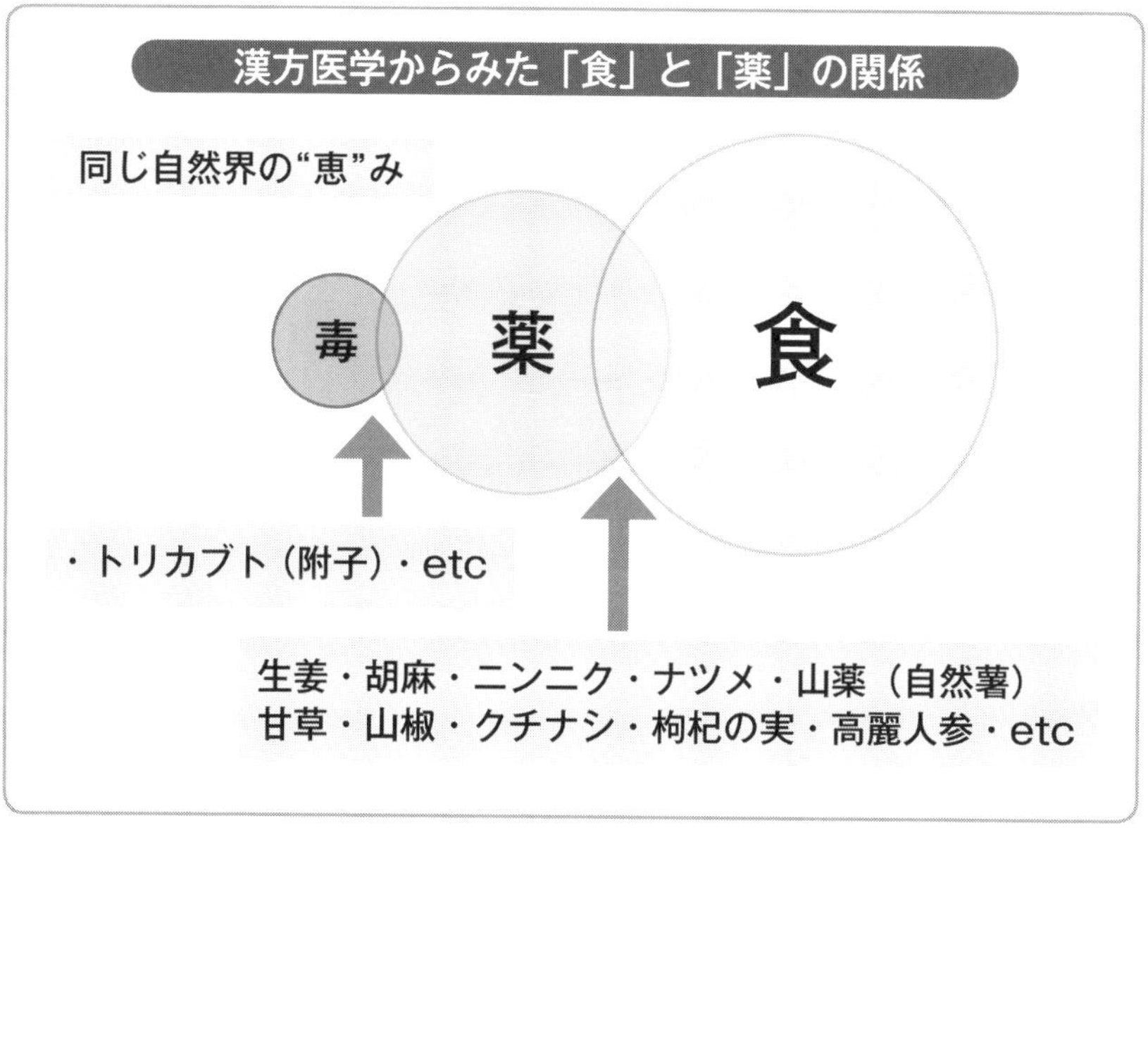

中国の寒い地方では、冷え症を防ぐために麻婆豆腐《まーぼーどうふ》に入れているところもあります。山椒《さんしょう》のように痺《しび》れてピリリと辛い香辛料も兼ねています。

毒も使いようで薬になり、調味料にもなるというのは漢方の知恵だったのです。

◎自然治癒力を高める

いずれにしても、食材も生薬も同じ自然界から与えられたありがたい恵みであり、人の体に栄養や薬効を与える自然界からのありがたい贈り物です。つまり、食材と薬材（生薬）の源《みなもと》は同じ自然界にあり、それぞれに程度の違いはあっても一定の薬効を持っているわけで、これが「薬食同源（医食同源）」といわれる由縁です。そして、それらを組み合わせることでその薬効を何倍も高めたり、また、強すぎる薬効

（毒性）を持つ生薬の働きをマイルドにし全体の相乗効果を高めたりしたものが漢方薬（処方）です。自然界の恵みであり、この「薬食同源」の考え方より編み出された漢方薬は、人間の持つ自然治癒力（再生力）を後押しするものです。

病気を力ずくで治すのではなく、自然の力で治すのです。したがって、生薬や漢方薬の効き目は、多くの場合ゆっくりと現れます。その服用期間も長期に渡ります。抗生物質やステロイドのような即効で効く西洋薬と比べれば、効いてくるスピードは短距離ランナーと市民マラソンのランナーほど違います。

しかし、副作用という点では、ほとんど無いか、あるいはあっても軽度なのが生薬であり漢方薬です。そしてまた、人の体に本来備わっている治る力＝自然治癒力を高めるのが生薬や漢方薬なのです。

西洋医学と漢方医学の違い

西洋医学	漢方医学
・体を器官の集合体と考える	・体はひとつの有機体
・部位をピンポイントで治す	・体全体を調整する
・即効性	・遅効性のものが多い
・直接的治療	・体質改善と自然治癒力を高める
・急性の病気に適する	・慢性の病気に適する
・薬の効き目は強いが副作用がある	・副作用は少ないが効きめはじわじわ
・薬は単一成分（化学合成した化合物）	・多数の成分を含む天然の生薬を配合

知られざる生薬の力
―生薬を配合した漢方薬―

◎薬の歴史は生薬の歴史

地球が誕生して45億年、そしてこの地球上に人類が誕生して300万年といわれています。私たち人類が生活をはじめた石器時代の頃から現在に至るまで、食物の確保とケガや病気の克服は、命をつなぐための最も重要な課題でした。

太古の人たちは、食物を求めて自然界の中をさまよい、植物や動物、昆虫などあらゆる天然物を口にしてきました。そして、時に口にしたものが毒となって有害な作用をあらわしたり、また、時に病気の苦しみを緩和したりするなど、多くの経験を経て〝薬〟になるもの、毒になるものを知り、体に栄養となる食材になるものを知って、食と薬と毒の区別とそれを利用する知識を習得してきました。洋の東西を問わず、薬の発見の歴史はこのような太古の人々の長い年月にわたる命を懸けた体験のもとに成り立っています。そして、植物を主としたこれらの薬用となる天然物が薬として利用され、東洋の自然哲学も加味して体系化されてきたものが生薬となり漢方薬となりました。

薬《くすり》という字は、〝草かんむり〟に〝楽〟と書きます。つまり、草

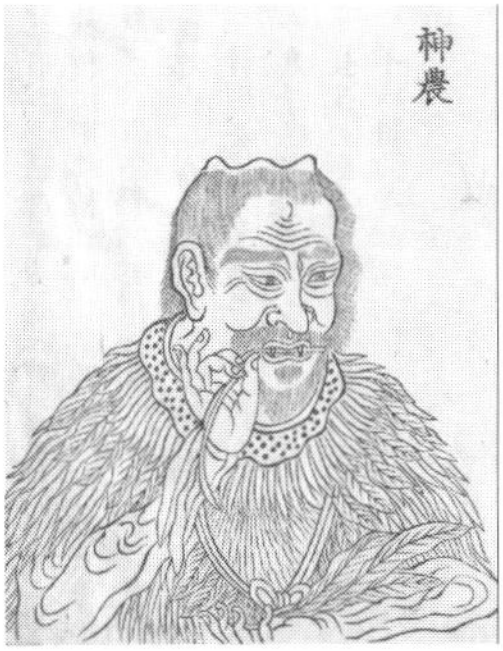

神農図

古代中国の伝説上の人物で三皇五帝の一人。民に医療と農耕の術を教えたと伝えられており、医薬と農業を司る神とされている。また、世界最古の医薬書『神農本草経』（しんのうほんぞうきょう）に名を残している。
伝説によれば、神農の体は頭部と四肢を除き透明で、内臓が外からはっきりと見えたという。

で楽になることを意味しています。また「楽」という文字には「細かく切る、刻《きざ》む」という意味もあるそうです。

◎天然由来の医薬品

生薬は、乾燥や刻むなどの簡単な加工を施した、主に自然の草根・木皮類から作ります。また、花の種子、虫、動物の角、貝殻、鉱石も生薬の材料になります。

これらの生薬をそのまま粉末にして散剤（粉薬）として用いたり、刻んだ生薬をお茶のように煎じて用いたりします。また、病院や薬局で処方される漢方薬は、これらの生薬を複数組み合わせた処方剤になっており、より多くの有効成分を含むようエキス抽出して作られた粉末状のエキス製剤にして用いられています。

現在、日本で使用されている生薬の数は約３００種類もあります。

風邪薬、胃腸薬、咳止め、便秘薬、強心剤、婦人薬など、市販されている一般販売用医薬品（ＯＴＣ）の半分以上に何らかの形で生薬が配合されており、これを「生薬配合製剤」と言います。これらの生薬配合製剤には誰でも知っているような有名な製品が少なくありません。

そうしたさまざまな生薬を漢方医学の理論に基づいて配合したものが漢方薬です。

【生　薬】当帰《とうき》、芍薬《しゃくやく》、生姜《しょうきょう》、甘草《かんぞう》、ｅｔｃ、約３００種類
【漢方薬】葛根湯《かっこんとう》、消風散《しょうふうさん》、六味丸《ろくみがん》ｅｔｃ、約２９４処方

前述したように生薬を材料とした漢方薬は、化学物質で体の一部を治療する西洋医薬とは概念が異なり、人の持つ自然治癒力を引き出し、病気を克服する生命力そのもの、つまり**体を構成する60兆の細胞の〝再生力〟**を高めます。

◎ＨＧＦとの出会い

では人間の自然治癒力・再生力の源となるもの（実体）は何でしょうか？
実は、それはＨＧＦ（肝細胞増殖因子）というタンパク質だったのです。

漢方医学の基本的な考え方は、人間の持つ自然治癒力を高めアシストをするというものです。自然治癒とは病気でダメージを受けた細胞を人間自らの力で再生するということです。そして、その細胞を再生させる因子となるものがＨＧＦです。
私たち漢方医科学研究所は、現在世界の製薬会社が困難を極めているアルツハイマー認知症の新薬開発に、天然の薬物である生薬や漢方処方が役立つのではないかと考え、新しい漢方処方の開発に着手しました。

そして、漢方医学の立場から処方設計を検討し、その処方で求める中心的作用としたのが「補腎作用」でした。前述しましたように漢方医学の「腎」は人の成長・発育・老化、そして脳と密接に係わる臓器です。組織の老化を防ぐ、つまりアンチエイジングの源となる臓器です。この「腎」を強化することは、間接的に「自然治癒力」を強化することでもあり、治癒力＝再生力を強めることになるわけです。

こうした観点から処方した生薬エキスに目的とする作用効果があるかどうか、それも〝経験則〟だけではなく、現代の先端科学の目からも評価できるデータを求めていた時に、神様の計らいのごとく、HGFの発見者である中村敏一先生が設立した（株）ニューロゲンと出会うこととなりました。

そして、中村先生からHGFに関する数多くの研究やHGF誘導因子について詳しく教えて頂き、私たちが開発した新漢方処方に目的とする〝再生力〟があるかどうか検証・評価する研究がスタートすることとなったのです。

中村先生の長年の研究から、すでにある種の天然物や漢方生薬が体内のＨＧＦの産生を促すことが発見されており、生薬や漢方薬、そして漢方医学にも「再生医療」の一翼を担える可能性があることがわかりました。

ＨＧＦについては、第３章で詳しく述べます。

第3章

夢の発見ＨＧＦ 組織再生のヒミツ

―よみがえる身体、よみがえる脳―

HGF（肝細胞増殖因子 Hepatocyte Growth Factor）とは何か

◎自然治癒力を支えるHGF

病気やケガをすると細胞が傷ついたり、死んだりします。でも、小さな傷だと薬を使わずに放っておいても、組織は元通りに修復・再生します。これが病気やケガが治る、いわゆる自然治癒ということです。人には傷を自力で治す力、すなわち自然治癒力があり、この組織再生の鍵となる因子（タンパク質）が人間の体内に元々あります。それがHGFです。

HGFは肝臓の細胞を増殖させる因子（タンパク質）として発見されました。その後、HGFの働きについて多くの研究が行われました。

そして、今ではＨＧＦは肝臓だけでなく腎臓、肺、心・血管系、神経系など体中の様々な組織に作用し、生体の自然治癒力を支える組織再生・修復因子であることが分かってきました。

この章では、ＨＧＦの発見の歴史から現在行われているＨＧＦによる病気の治療について述べていきます。

ＨＧＦはこうして発見された

◎肝細胞に着目

肝臓は、肝機能を担う肝細胞とそれをまとめている結合組織の網や神経・血管・胆管などから出来ています。肝臓を構成する全細胞のうち70％が肝細胞です。

肝臓は色々な働きをすることから、人体のスーパー化学工場とも言われる臓器です。私たちが食べた食物は、まず胃で分解されます。次に、小腸で消化吸収された栄養素は肝臓に運ばれます。肝臓では運ばれてきた栄養素の代謝を行います。具体的には、エネルギー貯蔵物質であるグリコーゲンの合成・分解、脂質の合成・分解、アミノ酸の合成、タンパク質の合成などです。

また、アルコールや薬物などの有害物質を分解し無毒化する働きをします。解毒作用と呼ばれるものです。その他に血糖調節や胆汁の分泌など様々な作用がありますが、これらの機能を担っているのが肝細胞です。

人が生きていく上で重要な働きをする肝臓はとても大切な臓器ですが、

その機能には余裕が持たされています。例えば、手術で肝臓の3分の2を除去しても人は生きていけます。それどころか、残った肝臓は増殖し、約1ヶ月で元の大きさまで回復します。

◎再生力が高い肝臓
―ギリシャ神話のプロメテウス―

肝臓がきわめて再生能力の高い臓器であることは古くからよく知られていました。ギリシャ神話には次のような話があります。天海の火を盗んで人間に与えたプロメテウスは、一番偉い神であるゼウスの怒りに触れ、罰を受けました。プロメテウスはコーカサスの山に鎖でつながれ、鷲に肝臓をついばまれます。しか

肝臓を鷲についばまれるプロメテウス

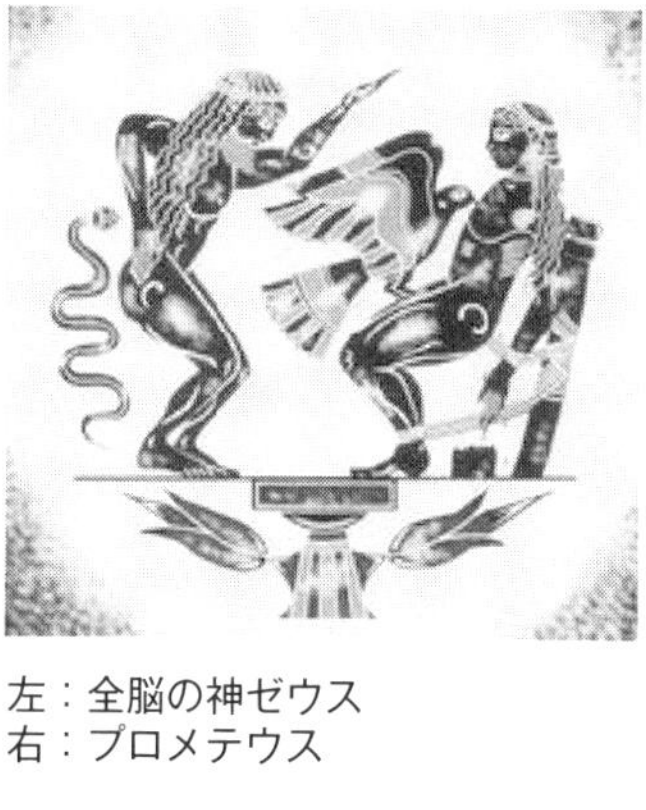

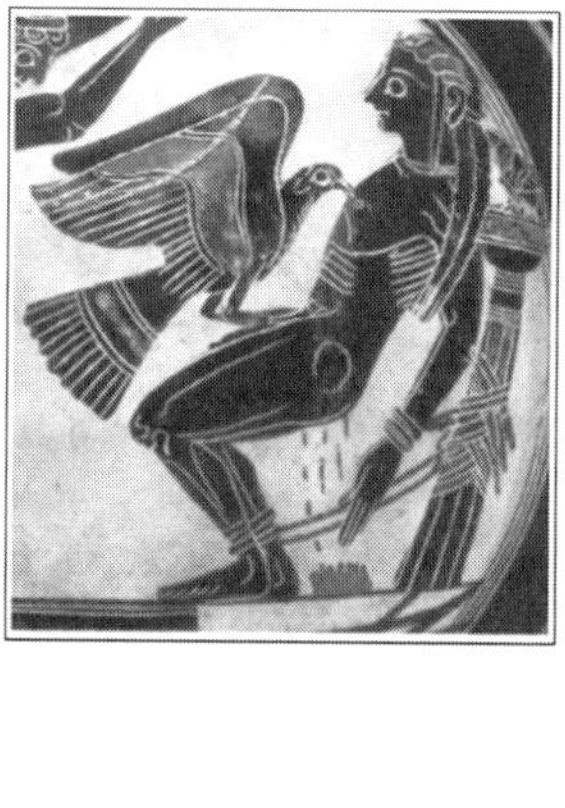

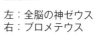

左：全脳の神ゼウス
右：プロメテウス

し、翌日には肝臓は元通りに再生し、また鷲に肝臓をついばまれます。こうしてプロメテウスは、この苦しみを毎日受けることとなりました。残酷なお話ですが、肝臓が高い再生能力を持っているということを古代の人も気づいていたのがわかるエピソードです。

◎100年前からわかっていた再生力

肝臓の再生は高等動物の再生現象の中でも最もドラマチックなものです。小さな傷だと肝臓以外の臓器でも元通りに再生します。たとえば、食べ過ぎや飲み過ぎでちょっと胃粘膜が荒れても健康な人ならしばらくすると治ります。でも、胃を切り取ってしまうと元には戻りません。

肝臓の再生については、古くから多くの研究者が興味を持っていました。

肝臓の再生能力を初めて科学的に証明したのが1931年にHiggins

博士とAnderson博士により行われた実験です。この実験では、手術でラットの肝臓の大部分（2／3）を切り取りました。ラットは残った1／3の肝臓で生きていけます。その後、「残った肝臓がどうなるか？」と観察を続けると、肝細胞が増殖を開始し、ついに元の大きさに戻りました。

「肝臓が再生したのです」

両博士により確立された部分肝切除法は現在でも用いられており、マウスやラットでは、手術後ほんの1週間で肝臓が元に戻ります。

ただ、この時は「どうやって肝臓が再生するのか？」

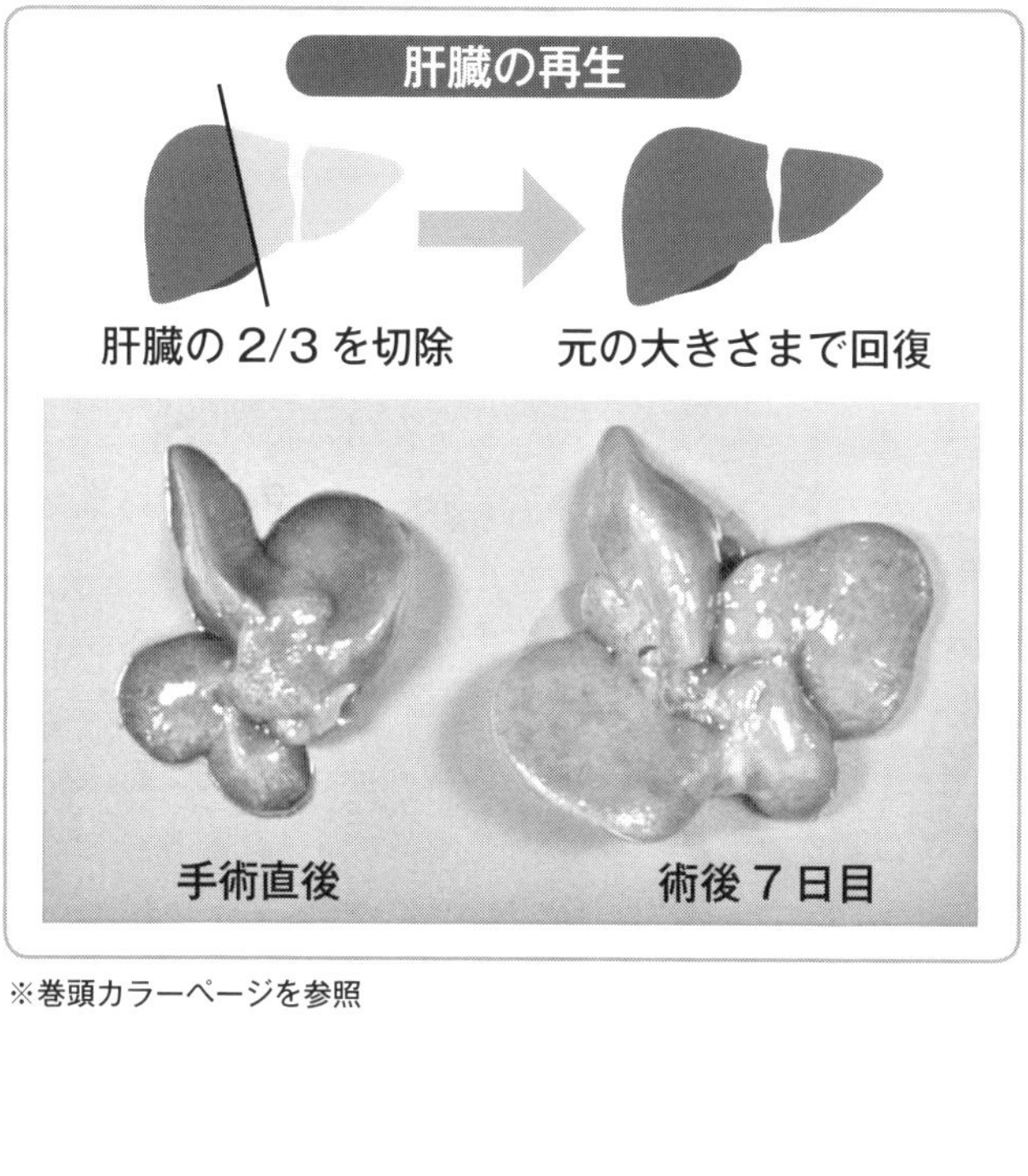

※巻頭カラーページを参照

そのメカニズムは分かりませんでした。

◎肝臓の再生力からＨＧＦを発見

肝臓の再生実験が行われてから30年以上経った１９６７年になって、肝臓の再生には血液の中にあるホルモンの様な物質が働いていることが示されました。

中村敏一先生

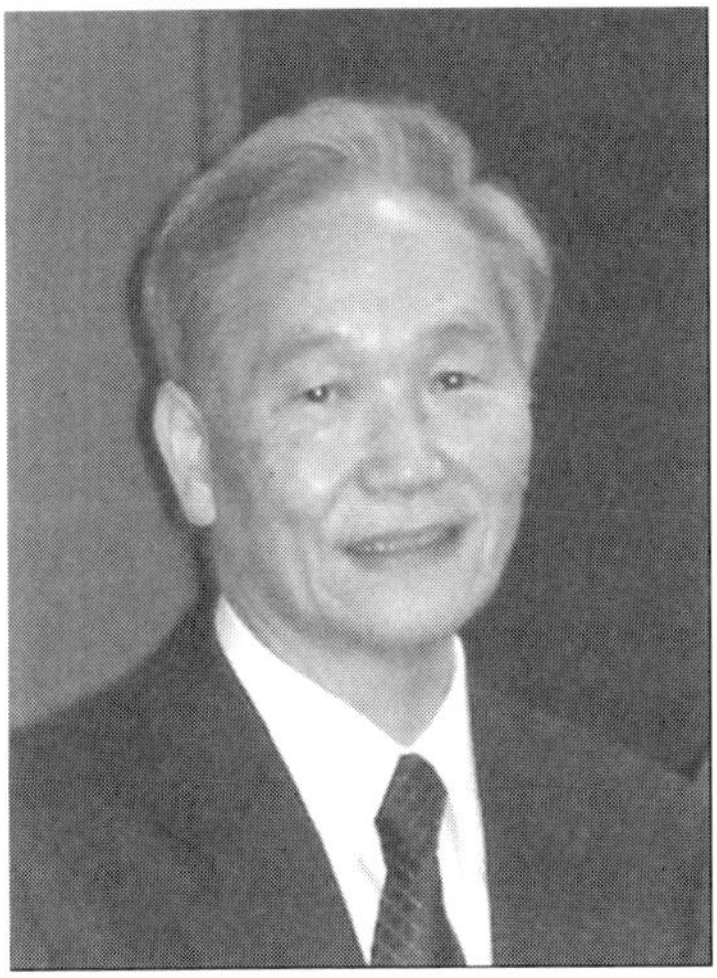

世界中の研究者が、この肝臓の再生因子を見つけようと努力をしました。しかし、誰一人成功した者はおらず、「本当に血液中に肝再生因子があるのか？」という疑問の声や「幻の肝再生因子」などと言われていました。

HGFの形

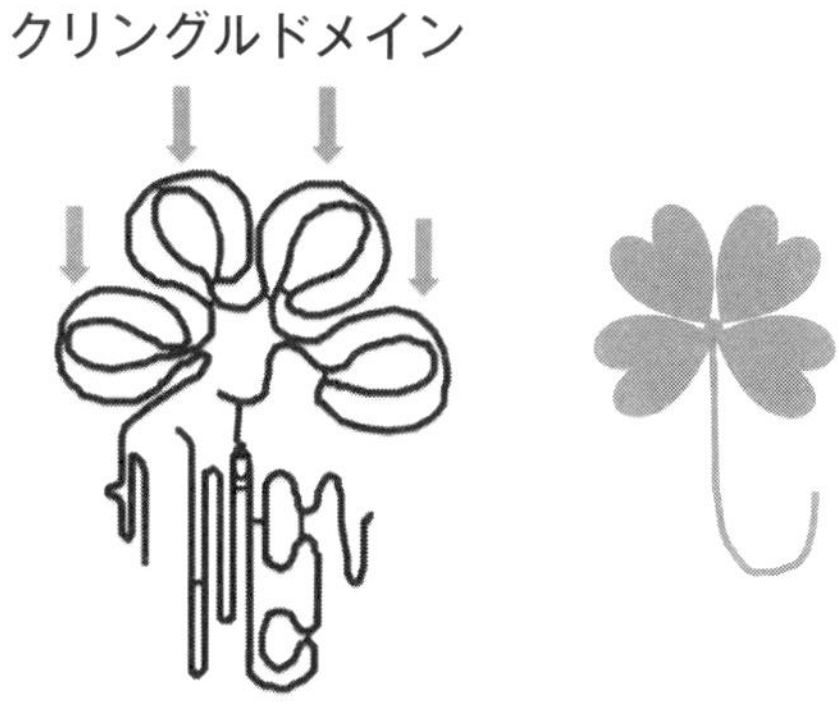

HGFはクリングルドメインと呼ばれる構造を４つ持っていて、四葉のクローバーのような形をしています。

ついに、肝再生因子HGFを発見したのは、大阪大学名誉教授で株式会社ニューロゲン代表取締役でもある中村敏一博士です。

中村博士は、当時困難であった肝細胞を生体外に取り出して増やす培養方法を確立し、この方法を使って肝再生因子を高感度に検出する事に成功しました。そして、１９８４年についに、部分的に肝臓を切除したラットの血液中よりHGFを発見しました。

その肝再生因子は、既知のものではなく全く新規の物質であったため、臓器（肝臓）の由来から「肝細胞増殖因子／Hepatocyte Growth

Factor」と名付けたのです。その後、1989年に分子クローニングによるヒトHGFの全アミノ酸配列と遺伝子の暗号の決定に成功しました。さらに遺伝子組み換え技術を使って人工的に合成したHGF（リコンビナントHGFと言います）を作りました。人工的に作ったリコンビナントHGFも、生体内にあるHGFと同様に肝細胞を増殖させることが証明されました。

血液中に含まれているHGFは超極微量であるため、血液中からHGFを取り出すまで、約3000匹のラットと3年近い歳月を要しました。最終的にHGFの構造を決定するまでには、のべ1万匹近いラットが必要でした。

この発見は、当時の朝日新聞朝刊の1面に「肝再生因子の実体解明される」の内容で報道され、大きなニュースになりました。

HGF 研究のルーツと医療への流れ

1931 年（昭和 6 年）	肝臓の再生実験が成功
1967 年（昭和 42 年）	血液中に肝再生因子の存在を示唆する実験結果
1983 年（昭和 58 年）	生体外で肝細胞の増殖方法の確立
1984 年（昭和 59 年）	HGF の発見
1989 年（平成 1 年）	HGF の分子クローニング・構造決定
1991 年（平成 3 年）	HGF 受容体（c-Met）の同定
2001 年（平成 13 年）	HGF の遺伝子治療の臨床試験
2008 年（平成 20 年）	HGF タンパクによる急性腎不全の治療開始（アメリカ）
2011 年（平成 23 年）	HGF タンパクによる ALS の治療開始
2014 年（平成 26 年）	HGF タンパクによる脊髄損傷の治療開始

肝再生因子（HGF）の検出方法

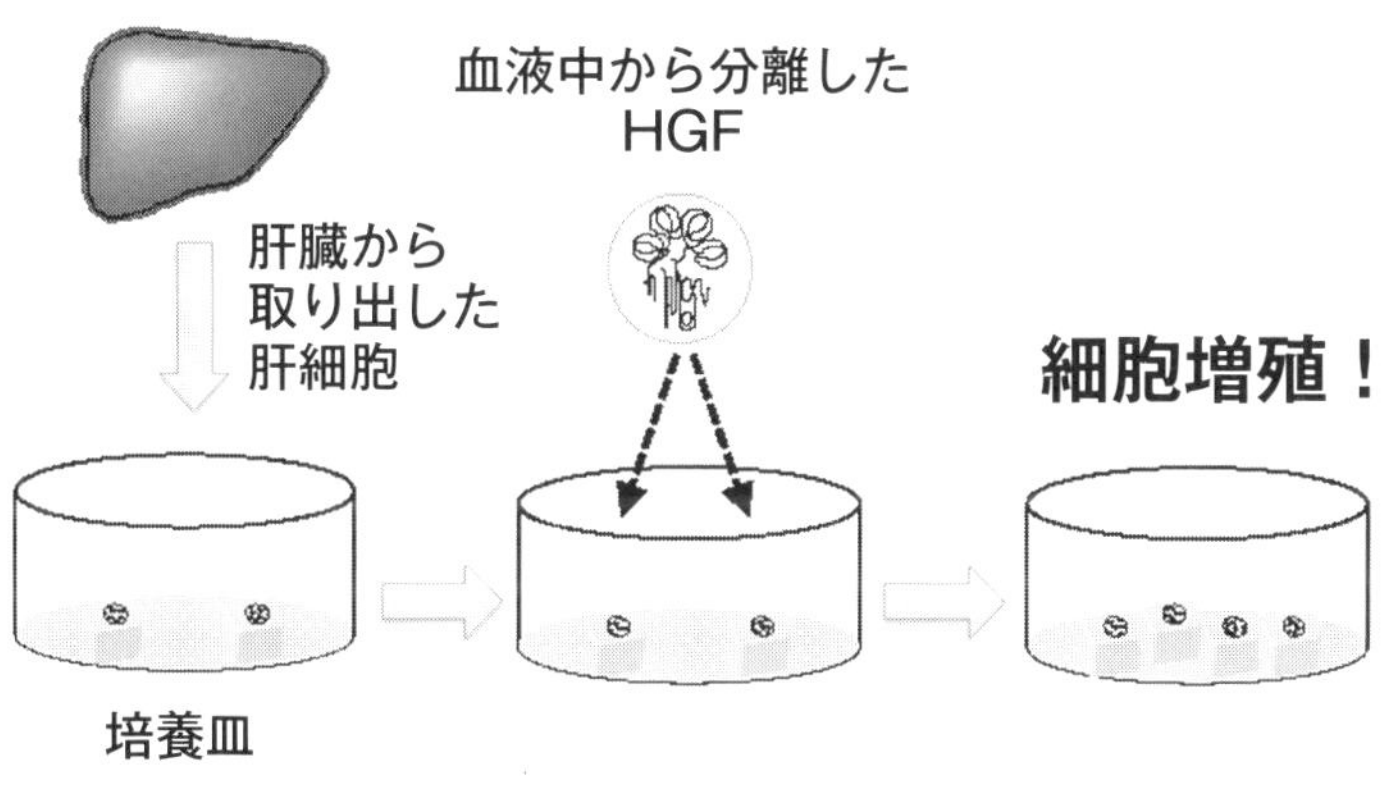

肝臓が復活する

◎肝臓の病気とＨＧＦ
―肝炎・肝硬変の治療―

ＨＧＦが私たちの体の中で働く再生因子であることは、ＨＧＦの中和抗体を用いた実験で証明されました。中和抗体とは、ＨＧＦにくっついてＨＧＦを働けないようにするものです。この抗体を、部分肝切除を行ったマウスに注射すると、肝臓の再生が停止したのです。

中和抗体によるHGFの阻害

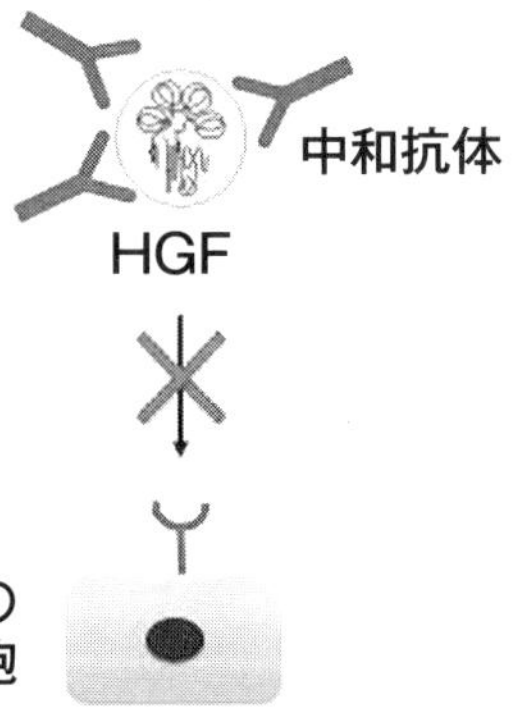

次に、中村博士は肝臓の再生因子であるHGFを使って肝臓の病気を治すことが出来るのではないかと考えました。HGFは傷ついた肝臓を治すように働くのですから、HGFがたくさんあったら、もっと早く病気が治るはずです。そして、様々な肝臓病モデル動物で実験を繰り返しました。

肝臓がアルコールや薬物など何らかの原因で炎症を起こすと急性肝炎となります。急性肝炎の中でも、大量の肝細胞が死んでしまい急激に肝機能が低下する「劇症肝炎」は、肝臓病の中でも死亡率の高い病気です。マウスに肝臓毒を与えて実験的に劇症肝炎を引き起こすと全てのマウスが死んでしまいます。

中村博士は肝臓毒を与えたマウスにHGFを注射しました。すると、マウスは劇症肝炎を発症することなく生きていました。HGFが肝細胞の死ぬのを防ぎ肝臓の再生を促したのです。

また、急性肝炎の状態が長く続けば慢性肝炎となり、さらに肝硬変、肝がんへと進行して行きます。肝硬変では正常な肝細胞は減って、その代わりに線維組織が増えるので肝臓は固く小さく線維化と呼ばれる状態になります。こうなると肝移植以外に有効な治療法はありません。

ところが「肝硬変」にもＨＧＦは治療効果を示しました。ＨＧＦを注射したマウスでは硬くなった線維成分が速やかに分解され、肝細胞が増殖を始めました。この実験から、ＨＧＦによる肝臓の線維化の解除と組織の再生が証明できたのです。

HGF は肝臓病の治療に有効

●急性／劇症肝炎……肝細胞死の顕微鏡観察像

対照群

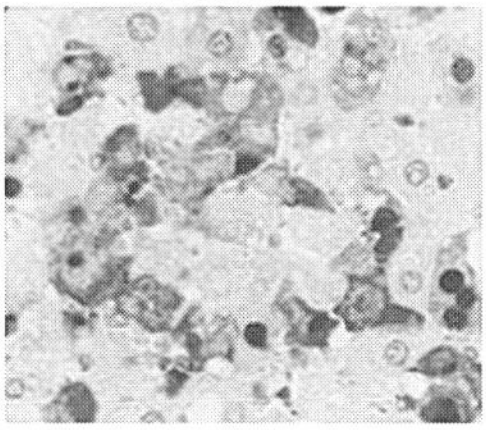

HGF 投与

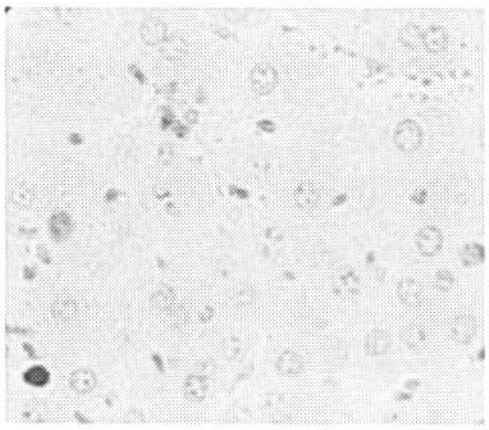

黒く見えるのが死にゆく肝細胞。HGF 投与により細胞死が阻止されている。

●肝硬変……肝組織の顕微鏡観察像

正常肝組織

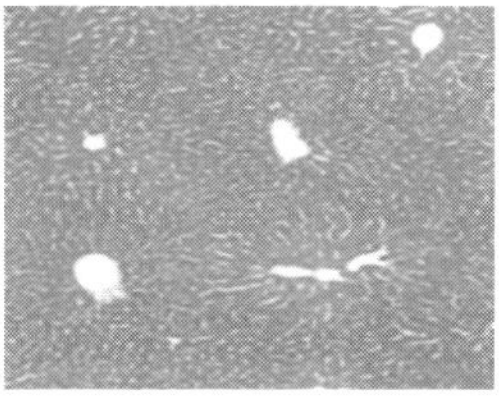

肝硬変の肝組織

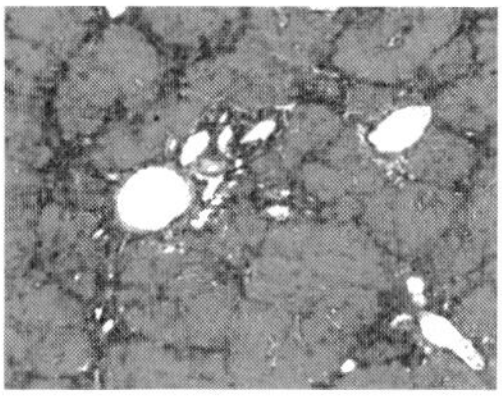

３週間毎日HGF投与

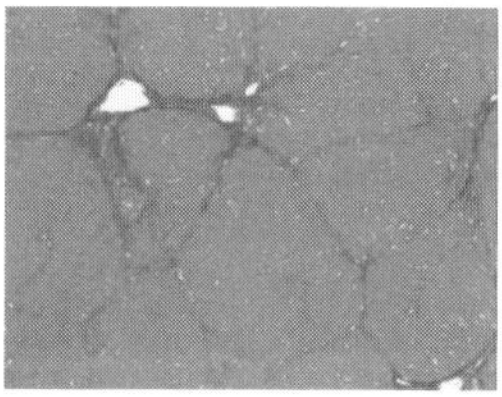

黒く染まっているのがコラーゲン線維で、肝臓を硬化させている原因。HGF 投与によりコラーゲン線維が大きく消失しているとともに、正常肝組織が再生している。

※巻頭カラーページを参照

多機能なＨＧＦ

◎全身の組織で働く

ＨＧＦは肝細胞の増殖・再生力の研究から発見されましたが、実は、その働きは肝臓に限られたものではなく、体の中の様々な組織・器官にも働くことがその後の研究から分かりました。

細胞の表面にはアンテナのようなものが突き出ています。このアンテナはＨＧＦ受容体と呼ばれ、ＨＧＦがくっつくと細胞の活性化が引き起こされます。

ＨＧＦを発見した時はＨＧＦ受容体がどのような分子なのか分かっていなかったのですが、１９９１年に、ｃ–Ｍｅｔという名前のＨＧＦ受容体が見つかりました。

HGFが肝細胞のc－Metにくっつくことで肝再生が始まるのです。さらに体中の細胞を調べてみると、肝細胞だけでなく神経、腎臓、肺、心臓、血管、皮膚など多くの細胞がc－Metを持っており、HGFが働くことが分かりました。

これらの細胞からHGFの働きは細胞を増殖させる細胞増殖促進活性だけではないことが分かりました。細胞の動きが活発になったり（細胞運動促進活性）、細胞同士が集まって形を作ったり（形態形成誘導活性）、細胞によって様々な反応を示します。また、HGFは傷害を受けた細胞が死ぬのを防ぎます。

血管は体中にはりめぐらされ、どの組織にも存在します。もし血管が無かったら組織は機能不全になってしまいます。ですから、失われた組織が再生する時には血管も再生しています。HGFには新しく血管・リンパ管を作る働きもあります。こうした反応が起こることで、細胞は生体内での社会性を持つようになり複雑な組織が再生します。

HGF受容体（HGFの標的細胞）

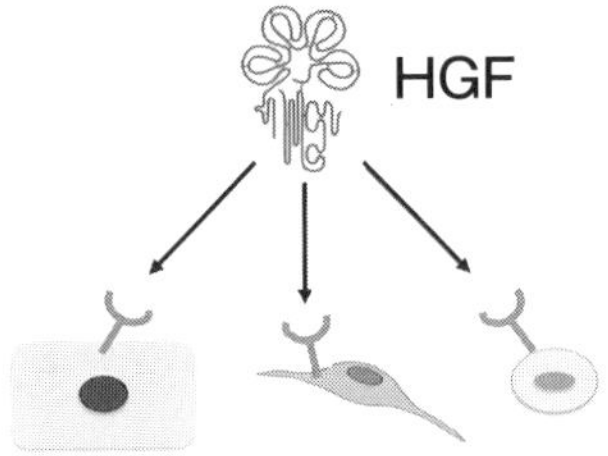

HGF受容体（c-Met）を持つ多くの種類の細胞

HGFの細胞への働き

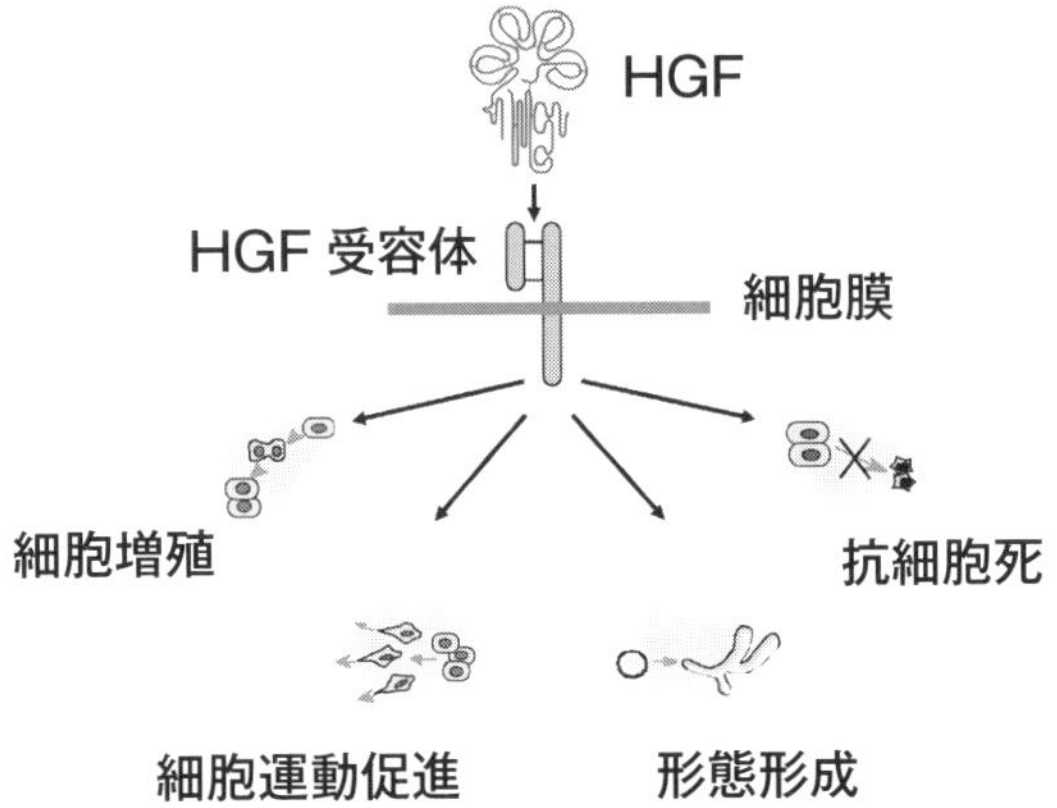

◎肝臓以外でも

肝臓の病気を治すHGFですが、他の組織でも傷害の修復・再生に必須の働きをすることが、中村博士をはじめ世界中の研究者の実験結果から分かってきました。

HGFの投与は様々な病気の治療に有効です。例えば、腎臓では急性腎不全や腎硬化症、肺では急性肺炎や肺線維症、心臓では心筋梗塞や心筋症、その他、胃潰瘍、皮膚潰瘍などです。

急性疾患では、HGFを注射することで病気の発症を防ぎ、治療効果が見られました。また、慢性疾患ではHGFによって固くなった（線維化した）領域が除去され、組織の再生が起こります。

また、HGFの血管新生活性を利用した遺伝子治療の臨床研究も始まっています。血管が詰まって血流が悪くなる病気に、閉塞性動脈硬化症やバージャー病というのがあります。病気が進むと最悪の場合、足を切断しなくてはなりません。これらの病気の患者さんに対して、2001年にHGFの遺伝子治療が大阪大学で開始されました。HGF遺伝子を筋肉内に注射することでその部位でHGFが作られ、血管が新たにできて血流の回復が見られました。さらに心不全などの虚血性心疾患でもHGF遺伝子治療は有効であることが示されました。

さらに、この本の主題である脳神経系のほとんどの細胞がHGF受容体を持ったHGFの標的細胞です。脳内でのHGFの働きをまとめますと、

（1）神経細胞の生存を促す
（2）神経細胞同士のネットワーク形成を促進
（3）海馬（脳）などで神経細胞の新生を促す
（4）アミロイドβやタウタンパク質などの神経毒を除去

（５）脳炎などの炎症を沈静化する

（６）脳内の血管新生

などがあります。

これらの働きより、**ＨＧＦ**はＡＬＳ（筋委縮性側索硬化症）、アルツハイマー病、パーキンソン病、脳梗塞、脊髄損傷などの神経疾患の治療に効果があることが分かってきました。

ＨＧＦは、五臓六腑の再生をつかさどる因子として様々な病気の治療に応用することが可能だと分かったのです。

ＨＧＦはこのようにさまざまな病気に対する画期的な治療をもたらすものですが、そのあまりの多機能さゆえに当初は〝眉唾〟ではないかという疑問を医薬界から持たれました。簡単には**ＨＧＦ**のドラマチックな治療効果は信じてもらえなかったのです。

ところが、やがてＨＧＦの存在は医学界に知られるようになり、ＨＧＦを使った臨床試験が各地で行われるようになりました。

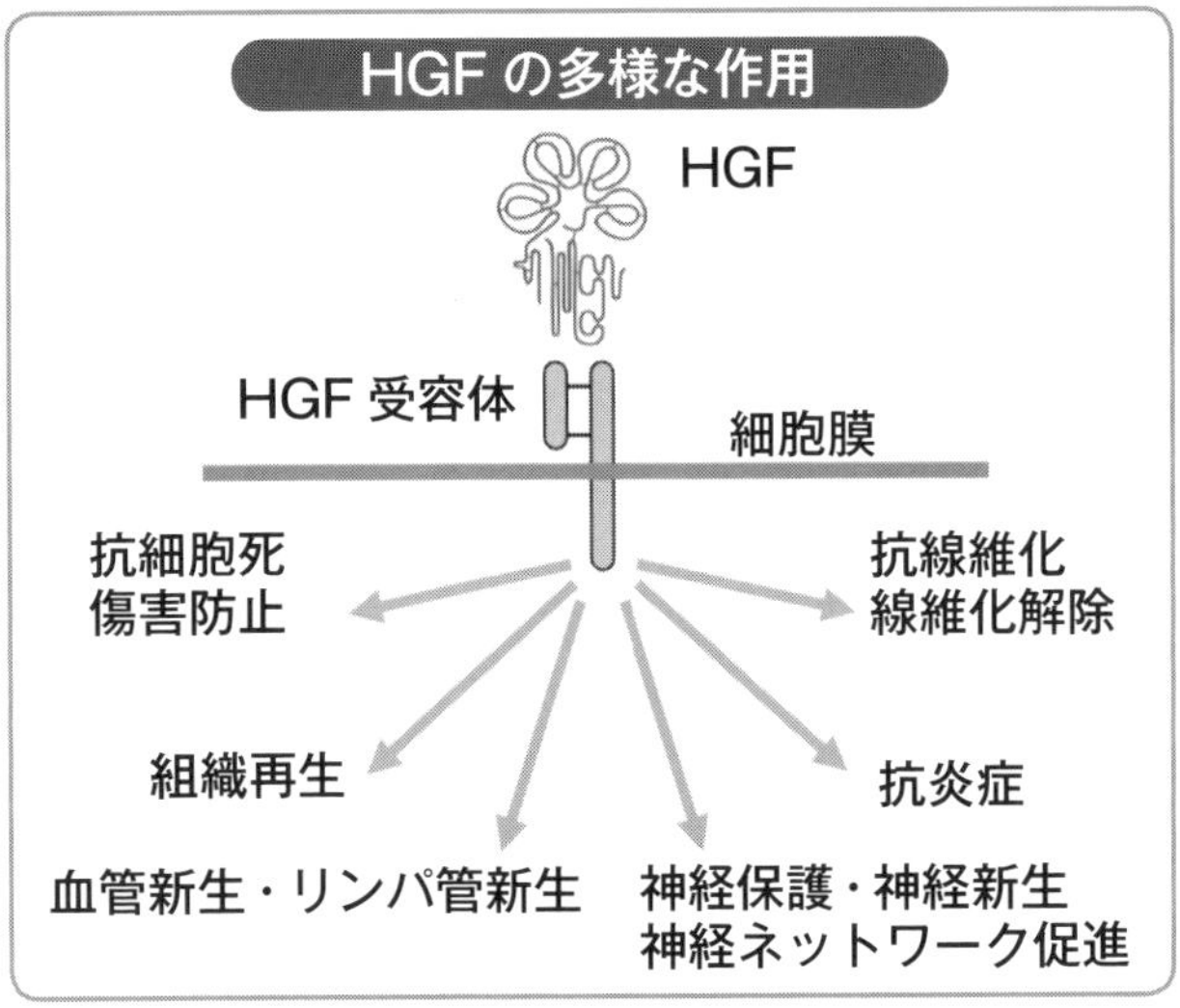

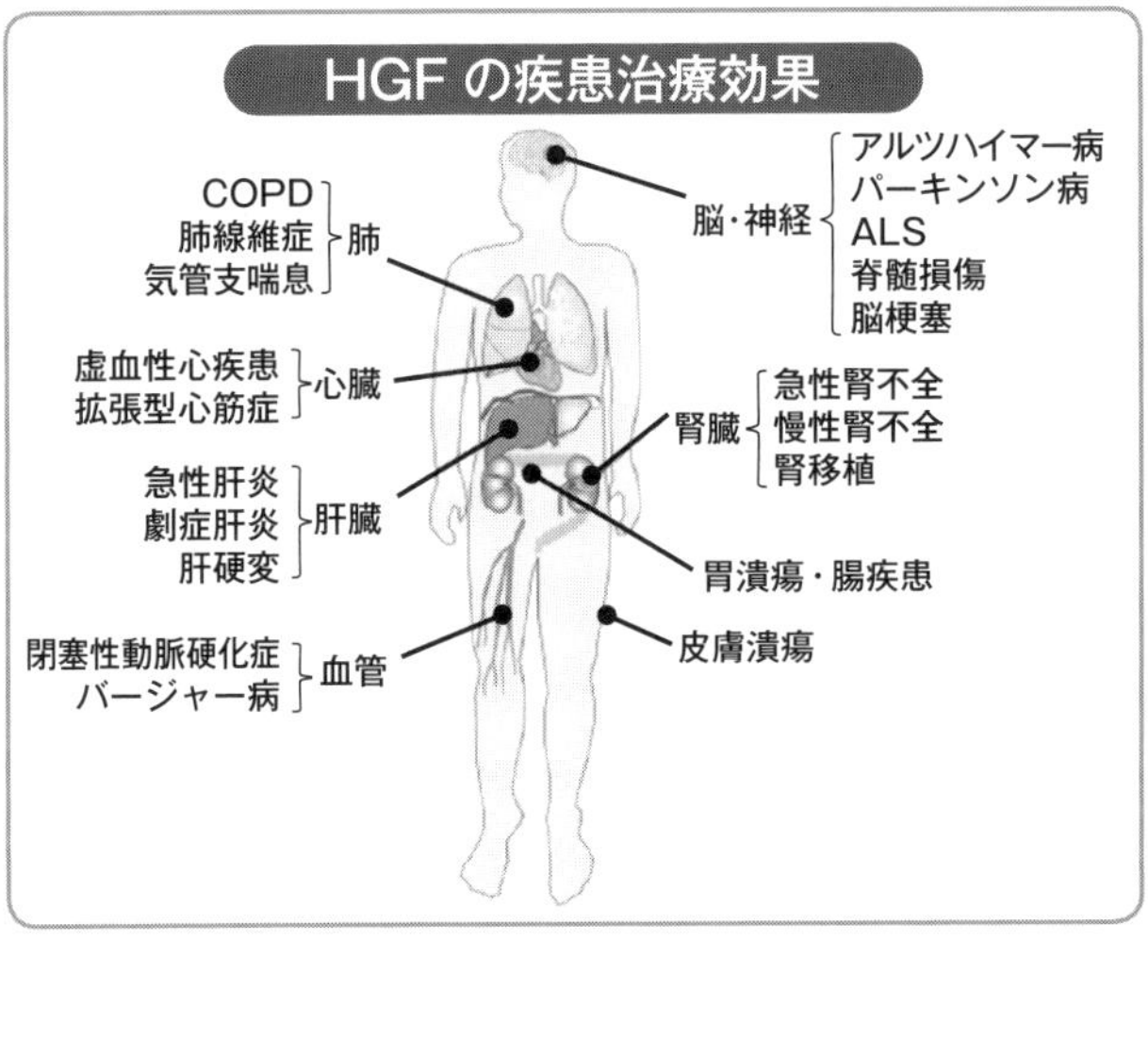

難病にも有効なHGF
―東北大学・慶応大学の臨床試験―

◎先端医療開発プロジェクトに

前に述べたように、HGFには強力な脳神経保護作用と脳血管新生作用があることが分かっています。これらの作用を期待して、HGFによる難治性脳神経疾患の治療実験が数多く行われています。2008年には厚生労働省の先端医療開発特区（スーパー特区）プロジェクト『中枢神経の再生医療のための先端医療開発プロジェクト―脊髄損傷を中心に―〔代表者：岡野栄之（慶應義塾大学）〕』に採択されました。

脊髄損傷は、交通事故やスポーツなどで脊髄の神経が傷ついて重度の場合は損傷部位から下の運動機能や感覚が麻痺してしまいます。国内では毎年５０００人以上が新たに脊髄損傷になっているとされますが、現在まで有効な治療法は確立されていません。

慶応義塾大学では、新たな治療法の開発を目指して脊髄を損傷させたサルにＨＧＦを投与しました。すると、８週間後に手で物をつかむなど、運動機能の回復が見られました。

また、神経変性疾患の中でも難病中の難病といわれるＡＬＳ（Amyotrophic lateral sclerosis、筋委縮性側索硬化症）のＨＧＦを用いた臨床試験が、現在、東北大学医学部付属病院で行われています。

ＡＬＳは運動神経が徐々に死んでいくことで、全身の筋萎縮と筋力低下を引き起こす進行性の病気で、国の特定疾患治療研究対象疾患の指定（難病指定）を受けています。ＡＬＳを発症すると手足の麻痺や食べ物を飲み込むことができなくなり、数年で呼吸筋が麻痺して死に至ります。現在のところ、有効な治療法は確立されていません。

ところが、ＡＬＳのモデル動物を使った実験で、持続的に脊髄内にHGFを供給するとＡＬＳの発症が大幅に遅れ延命を促すことが分かりました。

東北大学医学系研究科と東北大学病院は、平成23年7月7日に「筋萎縮性側索硬化症（ＡＬＳ）に対するＨＧＦ（肝細胞増殖因子）による第Ｉ相臨床試験の開始について」というタイトルでプレスリリースを行っています（第3章の最後にのせています）。

そして、平成27年3月11日にはクリングルファーマ社（この臨床試験で遺伝子組み換え合成HGFを提供）のホームページで、第Ｉ相試験が終了し安全性と薬物動態の確認ができたことが発表されています。

ＨＧＦ治療の二つの方向
―私たちのチャレンジ―

◎体の中のＨＧＦを増やせば治療できる

ＨＧＦは自然治癒力を支える体内の再生・修復因子であり、傷害時には組織の保護・修復を担う治癒因子として働きます。

体の中のＨＧＦを増やすことができれば、現代医学でも治療困難な病気を克服し、予防する可能性が生まれます。研究が進む中でＨＧＦは血液中から取り出せるようになりました。

また、遺伝子の組み換え技術でＨＧＦを作ることも出来るようになりました。

ただ、HGFそのものを口から飲む薬（経口薬）にすることは出来ません。東北大学や慶応大学ではカテーテルや注射により直接HGFタンパク質を投与する方法を取っています。

それに対して、私たち（株式会社ニューロゲン・漢方医科学研究所）のグループは、HGFの産生を促す物質（HGF誘導因子）を口から摂取する方法を模索する研究を行いました。

元々HGFは体の中にあるものですから、HGFそのものを経口薬として摂取できなくとも、HGFの産生を促

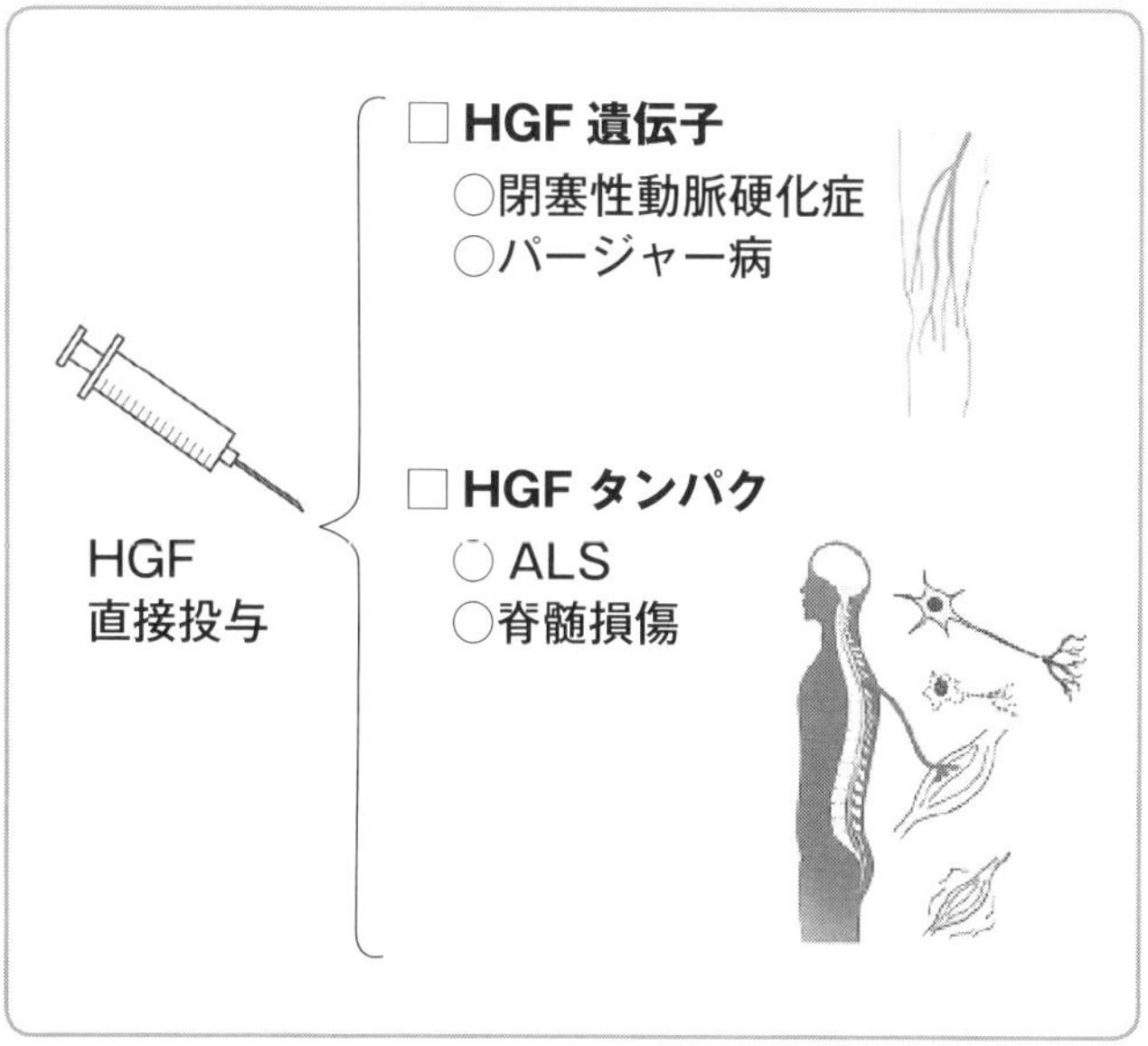

す物質を含む食材や薬を体の外から摂取し、体内のＨＧＦを増やそうとする方法です。

このようにして中村博士の発見したＨＧＦという種子は博士自身のそれこそ血のにじむような努力と多くの研究者の叡智と継続的で根気のいる実験によって、今、大きな果実となろうとしています。

現在、ＨＧＦに関する研究論文は世界中で毎月平均50編、年間では約６００編近くが発表されています。

生命の神秘・人体の持つ神秘がまたひとつ解明され、何年もの歳月を要しながらも実用的な医学治療に結びつきつつあるのです。

【東北大学病院　ホームページより】

この度、東北大学病院において筋萎縮性側索硬化症（Amyotrophic lateral sclerosis,以下ＡＬＳ）患者を対象とした肝細胞増殖因子（Hepatocyte growth factor,以下ＨＧＦ）組換え蛋白質の第Ⅰ相臨床試験を実施する計画（治験責任医師：東北大学大学院医学系研究科神経内科学分野教授青木正志、治験依頼者：クリングルファーマ株式会社）です。

ＡＬＳは、特定疾患治療研究事業対象疾患（難病）指定を受けている難治性神経疾患であり、新しい治療法・治療薬の開発が切望されてきました。本治験はＨＧＦを直接ヒトの脊髄腔に投与する世界で初めての試験であり、ＨＧＦの安全性と体内動態を確認することを目的に行われます。

■臨床試験に至る経緯と背景

ＡＬＳは特定疾患治療研究対象疾患（難病）指定を受けている難治性神経疾

患で、体の感覚・内臓機能は保たれますが、運動機能をつかさどる神経（運動ニューロン）だけが障害を受け、脳からの筋肉を動かす指令が伝わらなくなります。徐々に筋萎縮が進行して四肢の麻痺、やがて構音障害や嚥下困難、呼吸不全にいたる、最も過酷な神経難病です。

東北大学におけるALS研究東北大学神経内科では1990年代よりこのALSの研究に積極的に取り組み、家族性ALSにおける遺伝子変異を発見（青木1993）、多数のALS家系を解析してきました。また、平行してこの遺伝子変異による新しいALS疾患動物モデルを開発し（永井2001）、ALSの病因・病態、あるいは治療法についての研究を重ねてきました。

これらの研究の中で、HGFをALS疾患モデルラットの発症期以降に投与を継続すると、ALSの進行が抑制され、生存率63％延長されることを確認しました（石垣2007）。その後、先端医療開発特区（スーパー特区）プロジェクト『中枢神経の再生医療のための先端医療開発プロジェクト―脊髄損傷を中心に―（代表者：岡野栄之（慶應義塾大学））』の最優先課題として、慶應義塾大学医学部生理学教室岡野栄之教授および整形外科学教室戸山芳昭教授らのグループ、またクリングルファーマ社と共同で研究を進めてきました。

ＨＧＦは肝臓の再生を促す因子として発見され（中村１９８４）、肝細胞のみではなく広く細胞の増殖や組織の再構築を促進する活性に加え、細胞死を防ぐ活性や、血管新生促進活性によって傷害や病態に対する組織の再生や保護に重要な働きを持つ生理活性蛋白質です。脳神経系組織では神経細胞（ニューロン）に対して強力な保護・再生作用を示すことがわかってきました。さらに、遺伝子改変マウスの研究（船越２００２）およびＡＬＳ疾患モデルラットでの研究（石垣２００７）によりＡＬＳに対するＨＧＦの治療効果が明らかにされてきました。

■臨床試験に向けた現状と目的、内容

《治験準備》

これまで治験薬供給体制の確立と、安全性・体内動態などの動物実験を実施し、この度、医薬品医療機器総合機構より第Ⅰ相試験（依頼者：クリングルファーマ社）開始の承認を得ました。その間、東北大学未来医工学治療開発センターとの

共同研究により治験計画とその実施体制を構築してきました。

現在東北大学病院治験センターの治験審査委員会において治験開始の是非について審査されております。承認が得られ次第、本治験を開始いたします。治験の目的今回の治験（第Ⅰ相試験）は少数のＡＬＳ患者さんを対象としたもので、ＨＧＦを脊髄腔内投与したときのＨＧＦの安全性および体内動態を確認することを目的としています。治験の内容はまず患者さんの腰から脊髄腔内にカテーテルを挿入するとともに側腹に皮下ポートを埋め込み、そこからＨＧＦを投与します。それぞれのＡＬＳ患者さんには以下の①〜④のいずれかにご協力いただくことになります。①期待する有効用量の低い用量のＨＧＦを1回だけ投与して、その安全性を確認します。その次に②中用量、③高用量に増量しながら安全性を確認していきます。安全性を確認できた最高用量を④くりかえし投与して、さらにその安全性を検討いたします。併せてＨＧＦの体内動態を検証する予定です。カテーテル、皮下ポートは投与・観察終了後に抜去いたします。（以下略）

第4章 西洋と東洋が出会うとき

―HGF産生を誘導する生薬の配合―

ＨＧＦ誘導因子
―何がＨＧＦを産生させるのか―

◎病気になったとき増加するＨＧＦ

健康でいる時は体の中でＨＧＦはあまり作られていません。しかし、ＨＧＦが必要になったとき、つまり病気になった時に血液中のＨＧＦ量は増加します。実際に、肝炎の患者さんでは血中ＨＧＦ濃度が高いことが知られており、数倍から10数倍に上昇します。ＨＧＦは、組織・臓器に傷害が加わると作られるようになるのです。この仕組みは非常に合理的です。ＨＧＦは不安定なタンパク質なので、必要以上にたくさん作っても分解されてなくなるだけです。私たちの体は無駄なことはしていないのです。

また、加齢とともにＨＧＦを作る能力は落ちていきます。20歳代の人の血中ＨＧＦ量を１００とすると、50歳代では約60に、70歳代では約40にも低下します。この事が高齢化に伴って様々な病気や生活習慣病などが発症しやすくなる事と関係しています。とりわけ、肺炎や肺線維症、慢性閉塞性肺疾患（ＣＯＰＤ）など呼吸器疾患の増加と深く関係していると考えられています。

これらの病気になる前、すなわち未病の状態で改善するためには血中や組織中のＨＧＦ量の低下を防がなくてはなりません。そのためには、ＨＧＦ誘導因子を食品やサプリメントから摂取することが必要となるのです。この後、ＨＧＦ誘導因子について述べていきます。

◎誘導因子が指令を出す

体の中でＨＧＦはどのようにして作られるのでしょうか？

病気やケガをすると体内のHGFが増えると述べましたが、この時「HGFを作れ！」という指令が出ているのです。この指令役をHGF誘導因子がやっています。HGF誘導因子の指令を受けた細胞がHGFを作り出すのです。また、HGF誘導因子が働くのは、傷害が起きた部位だけではありません。HGF誘導因子は体中の組織に指令を出します。たとえば、肝切除の場合です。肝臓が無くなるというのは、私たちにとって生死に関わる問題です。

このような重度な傷害の場合、肝臓で作ったHGFだけは足りないので肺や腎臓などの無傷の臓器でもHGFが作られます。出来たHGFは、血流を介して傷害臓器に運ばれてきます。

この事は、体内には傷害を認知してHGFの産生を誘導する因子がある事を示しています。傷害を英語でインジュリー（injury）と言うことから、このHGF誘導因子をインジュリン（injurin）と名付けました。

インジュリンの研究から、体の中にあるインターロイキン−1、線維芽細胞増殖因子（FGF）、インターフェロン、プロスタグランジン、ヘパリンなどの多くの物質がHGF誘導活性を持つことがわかってきました。

さらにHGF誘導因子だけでなく、ブレーキ役としてTGF−βやグルココルチコイドなどのHGF発現抑制因子も見つかり、体の中のHGF量は正と負の因子により発現調節を受けていることが明らかになっています。

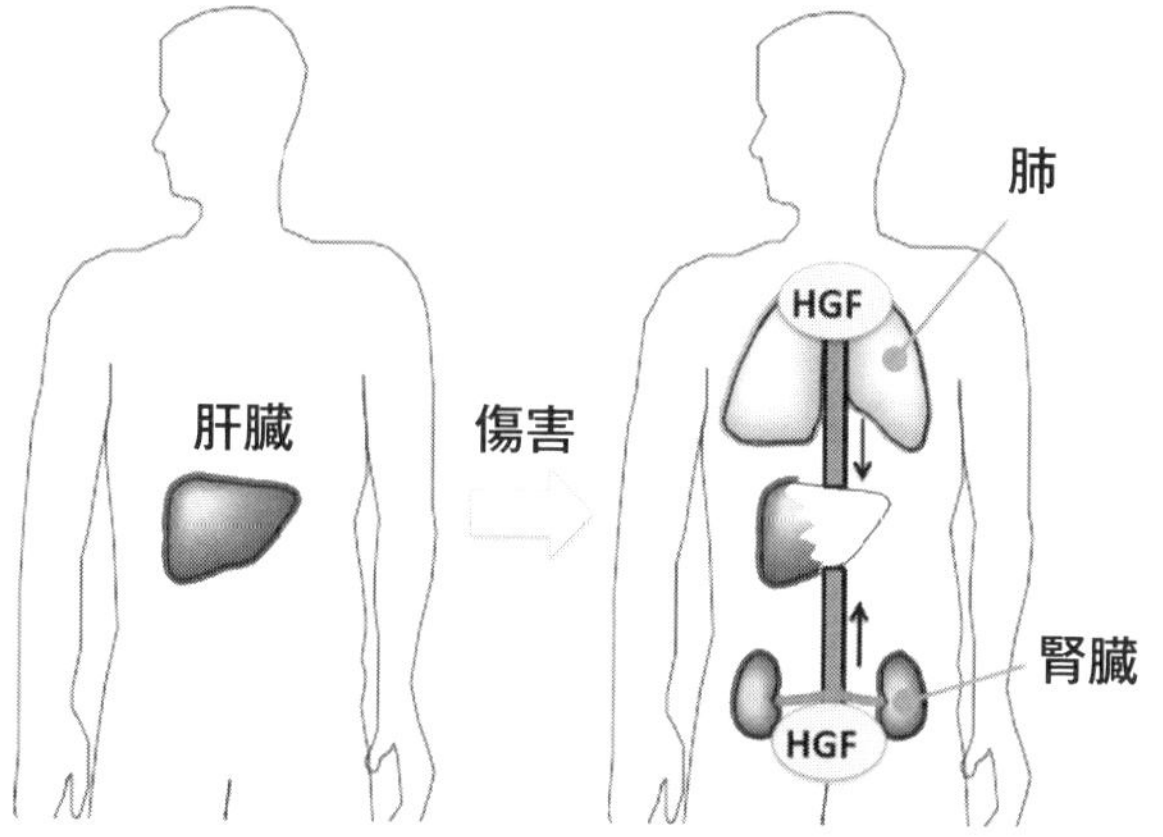

肝臓に重度の傷害が起こった時、
傷害臓器以外に、無傷の肺や腎臓でもHGFが作られる

それでは、HGF誘導因子を使って病気の治療はできるのでしょうか？
HGF誘導因子の有効性は実験モデルで確認されています。たとえば、部分肝切除をしたラットにヘパリンを注射すると、血液中のHGF量が増加し早く肝再生が起こります。また、肝線維症のマウスに合成プロスタグランジンを投与すると、HGFが誘導されて線維化が改善し治療効果が見られます。

ただ、生体内のHGF誘導因子にはHGF誘導活性以外にも生物活性を持っています。ヘパリンは血液の抗凝固活性があるため、血

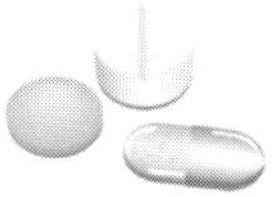

HGF
誘導因子
経口摂取

□ HGF誘導因子

○経口服用が可能なため様々な組織・臓器に作用することが可能

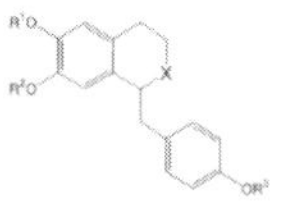

○アルツハイマー認知症などの神経変性をはじめ、あらゆる難治性の慢性疾患への利用が期待される

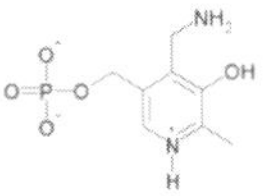

※上記の化学構造式はイメージ

が固まりにくい出血傾向になります。プロスタグランジンでは下痢などの副作用があることが知られています。

自然治癒力を高めるため、体内のHGFを増やすためにHGF誘導因子を摂取することは効果的です。しかし、副作用が強くては元も子もありません。ですから、副作用の無いHGF誘導因子の開発が待たれています。

◎天然物にもあるＨＧＦ誘導因子

HGF誘導因子は体の中だけでなく、食品や生薬などの天然物にも存在します。たとえば、「昆布」や「モズク」があります。昆布などには粘りがありますが、ネバネバ成分の実体はフコイダンという物質で、ヘパリンと同じ硫酸化多糖類に分類されます。フコイダンを培養細胞に与えるとＨＧＦの産生量が増えることが分かっています。フコイダインは健康食品として各社から販売されています。

これまで明らかになったHGF 誘導因子

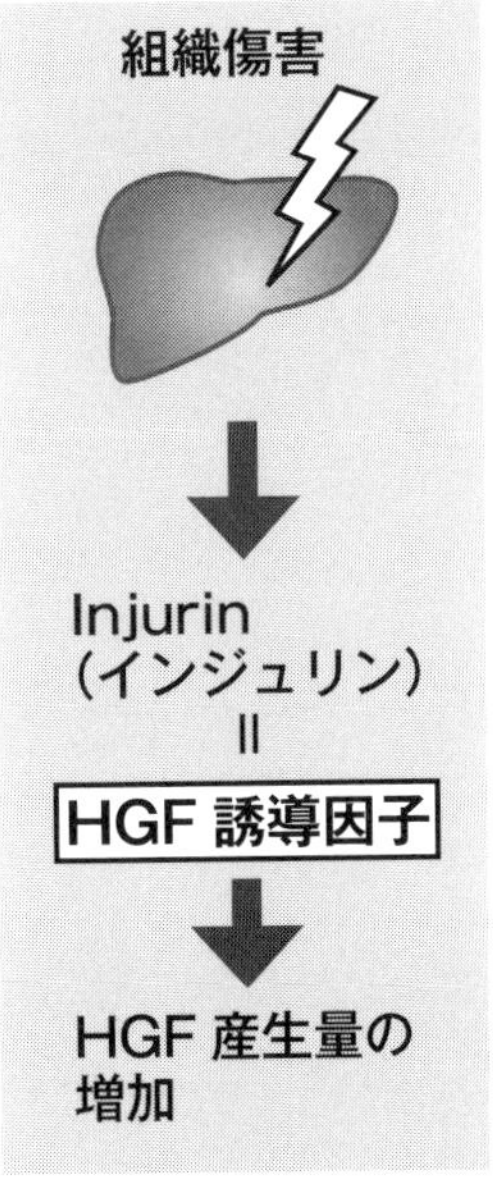

HGF 誘導因子

○体内物質
インターフェロン -1
線維芽細胞増殖因子
インターフェロン
プロスタグランジン
ヘパリンなど

○天然物
昆布・もずく(フコイダン)
プラセンタエキス
コレウス・フォルスコリ
冬虫夏草
蒲公英根
米ぬかなど

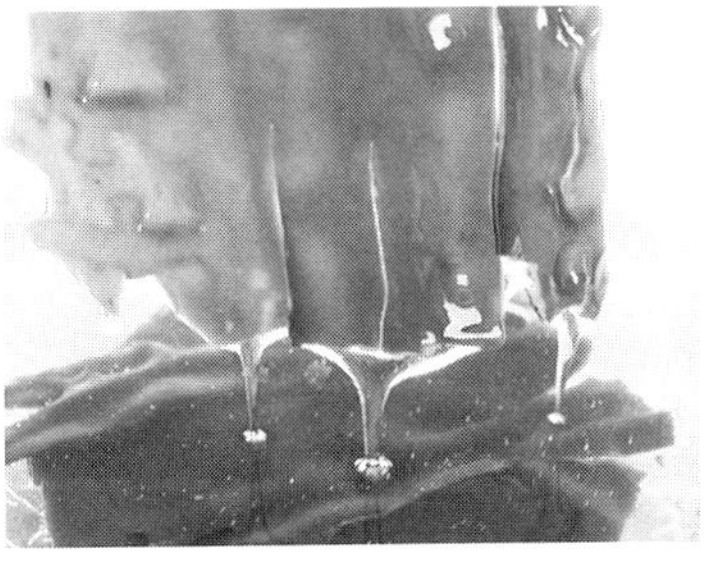
フコイダンが
多く含まれる
昆布の粘液

「コレウス・フォルスコリ」は、インド・ネパールなどの亜熱帯地域を原産とするシソ科植物で、インドでは伝統医学で使われています。一般家庭でも滋養強壮のため食べられるほか、肺や心臓の治療薬として用いられています。コレウス・フォルスコリはフォルスコリンという物質を含んでいます。フォルスコリンは培養細胞を用いた研究でよく使用されており、細胞のHGF産生量を増やします。現在、コレウス・フォルスコリ抽出液を含んだ健康食品がダイエット用のサプリメントとして販売されています。

他には「米ぬか」や「ニガウリ」、ヤムイモの1種である「ダイジョ（大薯）」などにもHGF誘導因子は含まれています。玄米には、ビタミン、ミネラル、食物繊維などの栄養素が多いのはよく知られていますが、白米より玄米が健康に良いと言われています。

さらにHGF誘導因子が働いていると考えられます。

ＨＧＦ誘導因子がある生薬としては「冬虫夏草」や「カンカニクジュヨウ」、「蒲公英根《ほこうえいこん》（タンポポの根）」など色々なものがあります。

蒲公英根に含まれているＨＧＦ誘導因子はチコリ酸という物質です。

ＨＧＦには育毛・発毛作用があり、頭髪の再生もするので、蒲公英根エキスを含んだ育毛剤が販売されています。

◎医食同源（薬食同源）

西洋と東洋（特に日本）の自然に対する向き合い方には異なる点がありました。現代でこそ文明の過度な発達が地球環境に影響を及ぼすことについて多くの警鐘が鳴らされ、エコロジーな生活が推奨されたりもしますが、歴史的には西洋文明は自然と人間を対立するものと考え、自然を克服・征服するために進化してきました。

これに対して、漢方医学は、元来「人は自然界の一部であり、自然界と密接につながり合っている」と考えます。これが漢方医学の根本を成す考え方です。

私たち人間は自然の恵みにより「生かされている」のです。

漢方医学では「食」と「薬」の関係は、どちらも同じ自然界の〝恵み〟です。

日本で生まれた言葉に「医食同源」というものがあります。中国に古くからある「薬食同源」の考えを元に作られた日本の造語で、病気を治す薬と食べ物とは、本来根源を同じくするものであるということです。

私たちの体に栄養を与え、私たちに健康な体をもたらすものが「食」です。「食」の中に「薬」の役割を担うものがあり、「薬」でもあり「食」でもある食べ物もあります。

天然物の中にHGF誘導因子が含まれていると述べましたが、私たちは日々の食事の中で、意識をせず知らず知らずのうちにＨＧＦ誘導因子を摂取しているのです。

こうしたものを食べ物あるいはサプリメントとして取ることは、体の中のＨＧＦを増やすという意味でいいことです。

血液中のＨＧＦ量は年とともに低下してくることが知られていますが、これは〝老化〟により体内（細胞）のＨＧＦ産生能が低下するためと考えられます。

ＨＧＦが不足すると病気やケガの回復が遅くなり、なかなか症状が治まらない慢性難治症となる場合があります。病気が悪化した状態から回復するには時間がかかります。むしろ、病気になる前の未病（病気と言うほどではないが、病気に向かいつつある状態）の状態で治す方が簡単です。このためにも普段からＨＧＦ産生力を高めておくことは有効な手段なのです。

◎誘導因子を口から摂取

ＨＧＦ誘導因子はどのような病気に有効なのでしょうか？　３章で述べたように、ＨＧＦの作用は多彩で非常に強力です。多くの急性・慢性疾患に有効であることが分かっています。しかし、注射で外から入れたＨＧＦは体内ですぐに分解されてしまうので効果が持続しません。ですから、慢性疾患の場合は長期にわたって注射し続ける必要があります。

このような場合は、口から摂取して効果を発揮するＨＧＦ誘導因子は体にとって負担の無い合理的な方法です。

◎誘導因子は脳にも働く

ここで、この本のテーマである認知症とＨＧＦの関わりについて少し述べます。

現代の難病である認知症は完全に治す薬がなく予防が重要です。認知症は長い年月の間に徐々に脳神経細胞が死滅していくことによって起こる病気です。ですから、ＨＧＦによって細胞が死ぬのを防ぎ、新しい脳神経細胞を生み出せば治療の可能性が出てきます。

◎脳血液関門（ＢＢＢ）という関所

しかし、血管にＨＧＦを注射しても脳には行きません。脳には脳血液関門（Blood-Brain Barrier）と呼ばれる関所のようなものがあって血液に入ったＨＧＦを通さないのです。

したがって、脳には主役であるＨＧＦ自体は投与できません。脳は脳内だけでＨＧＦを作ります。ですから、ＨＧＦそのものでなくＨＧＦ誘導因子が有効な手段となるのです。しかも、経口薬として飲んで体内のＨＧＦを増やすことが出来れば、これほど簡単なことはありません。ただ問題は、十分な量のＨＧＦを作ることが出来るＨＧＦ誘導因子を選ぶ必要があ

脳血液関門

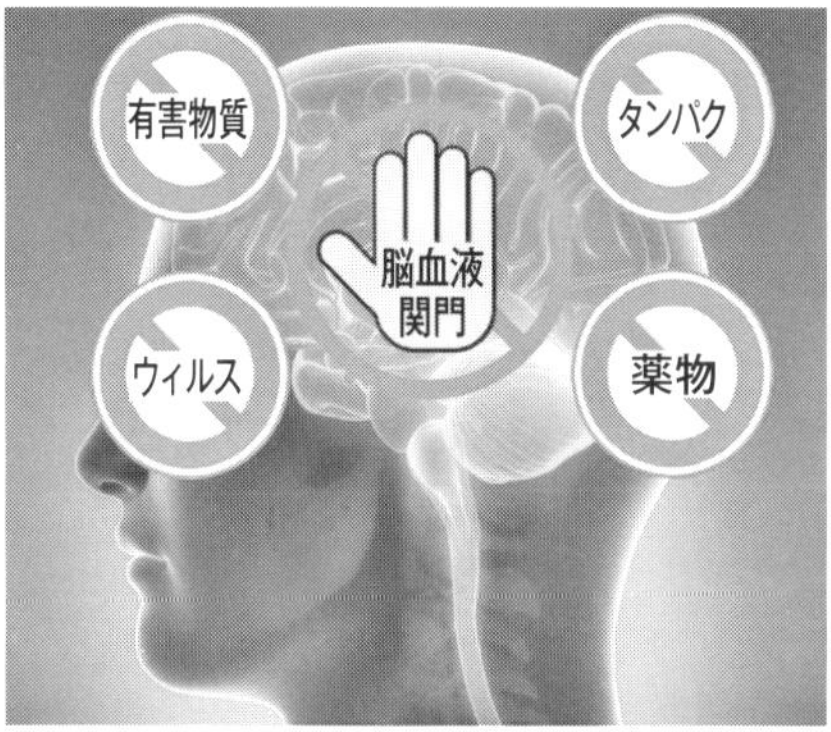

脳の神経細胞を有害物質から守るためのバリアー機能で、アミノ酸・糖・ニコチン・カフェイン・アルコールなど一部の物質しか通さない。タンパクなどの大きな分子やウイルスなどの有害物質を通さず、薬物なども簡単には入り込めないようになっている。

ります。

こうした課題を克服するために私たち株式会社ニューロゲンと漢方医科学研究所のチームは生薬から高いＨＧＦ誘導活性を持つものの模索を始めました。

生薬の組み合わせが重要

◎組み合わせと配合の妙

多くの生薬エキスは、程度の差はありますがＨＧＦ誘導活性を持っています。このような生薬の組み合わせと配合比率によって、ＨＧＦ誘導活性を高めることが出来ます。

私たちは、様々な生薬エキスについて調べてきましたが、その中で、新たに12種類の生薬を混合して処方した抗認知症エキスに非常に高いＨＧＦ誘導活性があることを見出しました。

漢方医学の場合、処方（薬）を作るときに考えなければならない重要な鉄則があります。

それは「君臣佐使《くんしんさし》」という考え方で、戦争における軍隊を組織する場合の考え方とよく似ています。

漢方薬に生薬を配合する場合、それぞれ**君薬**（くんやく）**臣薬**（しんやく）**佐薬**（さやく）**使薬**（しやく）という4つの役割グループを設けます。そして、各グループが次のような役割を果たします。

・君薬：作用の中心的役割を果たす

・臣薬：君薬に次いで重要な作用を果たす
・佐薬：君薬を助ける役割を果たす
・使薬：君臣と佐薬の補助的役割を果たす

組織化された軍隊の兵力が一人の兵隊の力に勝るように、抗認知症エキスに配合した12種類の生薬もこのような考え方で構成されています。それぞれが役割分担をして総合力を発揮するため、単品の生薬にはみられない非常に高いＨＧＦ誘導活

12種生薬混合エキスのHGF産生誘導活性

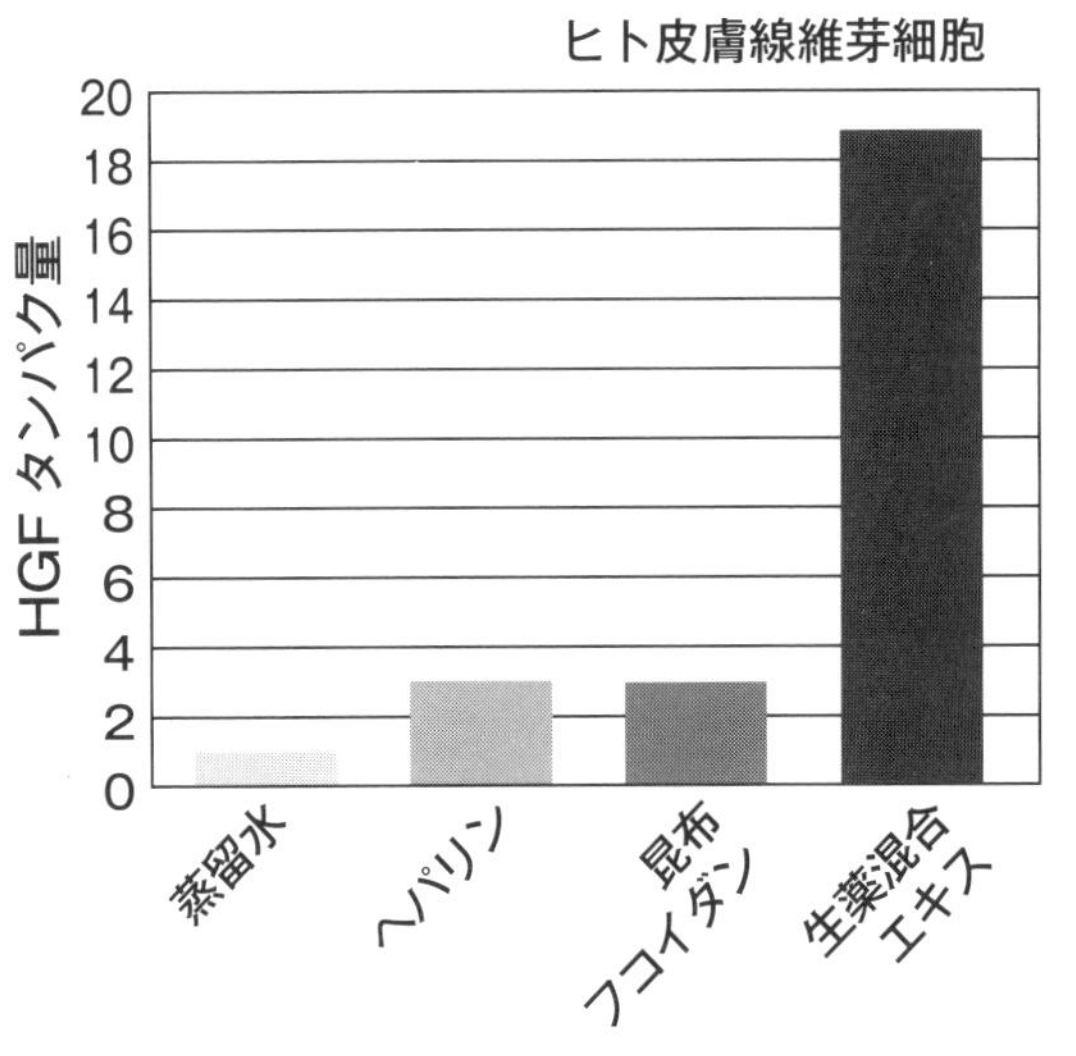

性がみられます。

このようにして私たちのチームは、ＨＧＦの産生を活発に誘導する生薬の組み合わせに成功しました。

次章では、ＨＧＦ誘導因子を使った認知症治療について説明し、さらに難病治療の未来について述べたいと思います。

第5章 「漢方医科学とＨＧＦ」が予言する

―難病治療の未来、認知症は救える―

認知症の前段階

◎軽度認知障害（MCI）

認知症は、ある日突然発症する病気ではありません。健常者と認知症の人の中間の状態があります。この状態の人を、軽度認知障害（MCI）と言い、認知症の前段階とか認知症予備軍とも呼ばれます。

MCIには2つのタイプがあり、物忘れなどの記憶障害が主な症状としてあらわれる「健忘型」と判断力や思考力が低下する「非健忘型」です。健忘型が進行するとアルツハイマー型認知症に、非健忘型は前頭側頭型認知症やレビー小体型認知症になることが多いと言われています。

ＭＣＩの診断基準は確率されていませんが、一般的に用いられているのは次の５つの定義に当てはまる場合です。

（１）本人や家族からによる物忘れの訴え
（２）年齢に比べ記憶力が低下
（３）日常生活動作は正常
（４）全般的な認知機能は正常
（５）認知症は認めない

つまり、自分で物忘れや記憶力が低下している自覚はあるのですが、それ以外には日常生活に支障がない場合です。

具体的な症状としては、

■知っているはずの物や人の名前を言えず、「あれ」や「あの人」などの代名詞で話をすませることが多くなる。
■待ち合わせした場所に来ないなど約束したことを間違えたり忘れたりする。
■最近の出来事を思い出せない。
■今まで出来ていたこと（料理や仕事）をするのに時間がかかる。
■同じことを何度も聞いたり、同じ人に同じことを繰り返して話す。
■外出するのが億劫になってきた。
などです。

このような症状に心当たりのある人は、第1章で紹介した「長谷川式簡易知能評価スケール」などを試した方が良いでしょう。

MCIの状態をそのまま放置しておくと次第に症状がひどくなり、

1年間で10～15％の人が認知症になってしまうと言われています。

先にも述べましたが、認知症を発症すると、病気の進行を遅らせることは出来ても治す薬はありません。ですから、MCIの段階で認知症の予防をすることが重要となってきます。

MCIは認知症に移行する危険性が高いのは事実ですが、認知症予防に取り組めば正常の認知機能に回復する場合もあります。

◎脳にたまる「アミロイドβ」と「タウ」

アルツハイマー病などの認知症になるのは、異常なタンパクが蓄積して神経細胞が死ぬことが原因であると述べましたが、この異常タンパクはいきなりできる訳ではありません。

たとえば、アルツハイマー病で「アミロイドβ」タンパクが脳内に蓄積して発症するまでには、約20年かかります。65歳でアルツハイマーと診断されたとしたら、脳内では45歳頃からアミロイドβが溜まり始めているのです。多くの製薬会社がアミロイドβを標的とした薬の開発をしてきましたが、今のところ治療薬となったものはありません。

また、最近では「タウ」を標的とした薬の開発もはじまっていますが、一度蓄積してしまったアミロイドβやタウを無くすことは難しいのです。現在では、アミロイドβやタウを溜めない〝**予防**〟が重要であるとされています。

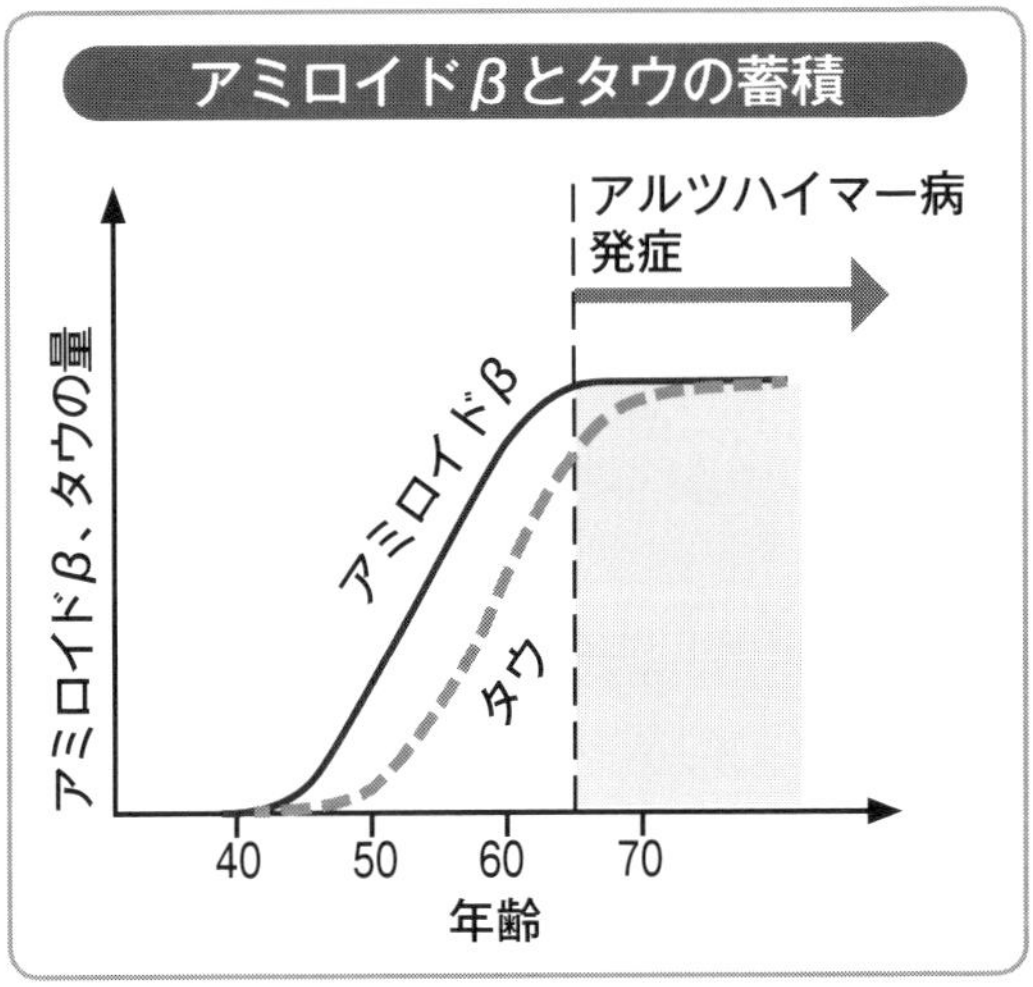

漢方医学からみたＭＣＩ（軽度認知障害）とアミロイドβ・タウ

◎ＭＣＩ（軽度認知障害）は漢方医学の「未病《みびょう》」？

漢方医学に「未病」という言葉があります。皆さんも耳にされたことや目にされたことがあるのではないでしょうか？

最近は「未病」という言葉がたいへんよく使われるようになりました。しかし、この「未病」という言葉は広辞苑など日本語の辞書にはありません。つまり、日本語には無かった言葉なのです。

「未病」は、今から２０００年以上も前の『黄帝内経《こうていだいけい》』という古代中国の医学書に記されている言葉です。

この『黄帝内経』はまさに漢方医学のバイブルといわれる医学書で、

「陰陽五行《いんようごぎょう》」説を基礎に、人体の解剖・生理・病理などが詳しく述べられています。

内臓と全身のつながりや、感情と身体の関係、土地や気象など自然が及ぼす人への影響、また、現代医学でもようやく取り上げられるようになった食事と病気の関係など、様々な内容が網羅されています。

では、この『黄帝内経』に記された「未病」とはどのようなことなのでしょうか？

「未病」とは〝未《いま》だ病《やまい》ならざる状態〟を意味しています。つまり、〝病気にはまだなっていないけれども、病気に向かっている状態〟であることを意味しています。ちなみに、すでに病気になった状態のことも『黄帝内経』に記されており、それを「已病《いびょう》」といいます。

そして、この『黄帝内経』からＭＣＩ（軽度認知障害）を考えた時には、ＭＣＩはまさに**「未病」**そのものです。

『黄帝内経』にはまた次のような言葉も記載されています。

「聖人不治已病治未病」

この意味は〝聖人は已《すで》に病にあるものを治療するのではなく、未だ病ならざるものを治療する〟で、〝聖人〟とは、〝高名な医者、腕の良い医者〟のことを意味する言葉です。

◎アミロイドβやタウは漢方医学の「瘀血《おけつ》」？

第2章のところで漢方医学からみた脳（髄海）についてお話いたしましたが、では、この脳に溜まるアミロイドβやタウは漢方医学の立場でどのように考えるかをお話ししたいと思います。

漢方医学には「瘀血《おけつ》」という言葉があります。この「瘀血」の「瘀」の文字は〝滞《とどこお》り溜《た》まる〟ことを意味しており、「瘀血」は血液の流れが不良となって溜まってしまった血液由来の病理物質のことを意味しています。つまり、その大きさの大小は別にして、その場所（身体の組織）には「あってはならない血液由来の悪い物」といったイメージです。

私たちの体は60兆個もの細胞の集合体ですが、この60兆の細胞一つ一つに酸素と栄養分を送り届けるのが血液で、また、その一つ一つの細胞が出す排泄物を受け取って運び出すのも血液です。

この**血液の流れや働きが悪くなり、細胞が出す排泄物を上手く運び出すことができなくなればどうなるでしょうか？**

血液が運ぶ栄養分にはタンパクやタンパクの素となるアミノ酸などが含まれています。これらの栄養分を細胞が消費し、その排泄物（老廃物）となったものが上手く運び出せず細胞の中に残りがちになるとどうなるか、想像してみてください。

細胞の中に残って溜まった排泄物はいずれ腐って（変質）細胞そのものに悪い害を与えるようになるのは容易に想像できることです。

このような漢方医学の「瘀血」の概念でアミロイドβやタウを考えた場合、漢方医学には「瘀血」を改善する生薬や漢方処方があります。これらの生薬や漢方処方を有効に用いることでアミロイドβとタウに対処できる可能性は十分にあると考えられます。

認知症治療の新たな可能性

◎新しい時代の薬・漢方が脚光を浴びる

いくつもの生薬の配合が、組織・細胞を再生させるＨＧＦの産生を促すということが科学的に証明され、漢方薬の新しい可能性が出てきました。

その中でも私たちのチームが開発した12種類の生薬を配合した抗認知症エキスは、今まで知られている天然物と比べて非常に高いHGF誘導活性を持っています。

脳の中でHGFは神経細胞に働いて、強い生存促進活性と神経突起伸張活性を発揮します。アルツハイマー型認知症など異常タンパクが原因の神経変性疾患では、HGFは異常タンパクなどから神経細胞を守り、細胞死を防ぎます。また、神経細胞は死ななくてもダメージを受けることにより互いに情報をやり取りする神経突起が減少してきます。このような状態では、ある神経細胞が情報を発信しても次の細胞に伝わりません。HGFには、この神経突起を伸ばすことで細胞同士のコミュニケーションを助ける作用があるのです。

少し前までは、大人になると神経細胞は減るだけで増えることはないと思われていました。しかし、最近では神経幹細胞や神経前駆細胞が発見され、神経組織が再生することが分かってきました（これを神経新生といいます）。HGFによって、神経幹細胞は活性化し新生神経細胞が増えることが分かっています。

つまり、HGFは神経細胞が減るのを防ぐだけでなく、細胞の数を増やし、細胞同士の情報伝達を良くすることで認知機能を改善します。

脳血管性認知症は、原因が脳血管障害です。血液の供給が無くなると血管内皮細胞はアポトーシスと呼ばれる細胞死を起こしますが、HGFはこの細胞死を抑制します。さらにHGFは血管内皮細胞の増殖を促進します。これより、新しく血管が形成され血流が回復してきます。

体の中で傷害が起こると、線維芽細胞が損傷した組織を修復するために働き、組織の線維化が起こります。肝臓で線維化が進んだ状態が肝硬変です。脳では神経細胞が死ぬとグリア細胞と言われる細胞が働きます。そのために起こる脳の線維化をグリオーシスと言います。HGFはこのグリオーシスを抑制し、改善することで脳組織の再生を促します。

現在、HGFはALSや脊髄損傷の治療薬として臨床試験が進んでいますが、HGFが発揮する生物活性は、様々な原因で神経細胞が死んでいく認知症にも有効なのです。簡単

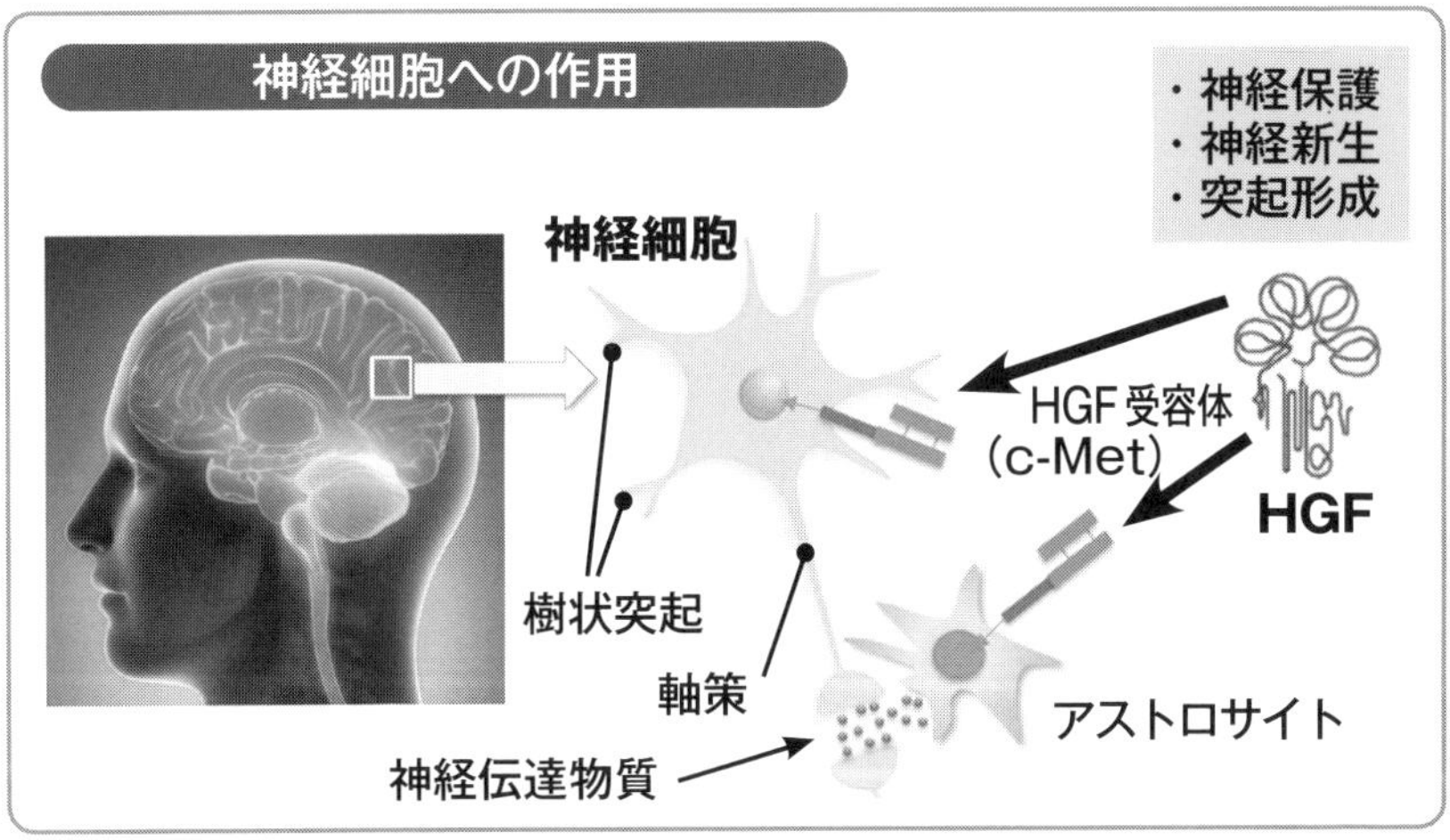

にHGFを脳内に届けることが出来れば良いのですが、今のところ脊髄にポンプを設置してHGFを注射するしか方法がありません。病気の経過が長い認知症でHGFを注射し続けるのは非現実的です。

もし、日々サプリメントや薬として口から取ることで体内、特に脳内のHGFを増やし、認知症を防ぐことができれば、こんな簡単なことはありません。

12種類の生薬を配合した抗認知症エキスは、これを可能にしたのです。

◎健康長寿の社会へ

基礎研究というものはどんなものであれ、実用化にいたるまでに時間がかかるものです。HGFでの認知症治療も例外ではなく、HGFが発見されてから30年の歳月が経て、ようやく一般患者の治療薬として今、実を結ぼうとしています。

その間、幾度とない失敗や根気のいる検証実験の繰り返しや試行錯誤の連続であったことは言うまでもありません。

観察・逆転の発想、そうしたものの無数の積み重ねが基礎研究を支え、やがて果実を実らせるものとなります。ＨＧＦと漢方生薬の結びつきもそんなプロセスで生まれました。

ＨＧＦを産生させる12種類の生薬の配合は、新しい薬の概念が生まれ、医療の可能性をきっと広げるでしょう。

最近よく「健康寿命」と言う言葉が使われます。人の世話にならず自立した生活を送ることができるまでの年齢のことです。認知症はそうした「健康寿命」を損ねる大きな要因となる病気です。

私たちの研究や実践が認知症を予防し、根治させ、今後の人々の「健康寿命」を延ばし「健康長寿社会」を築く決め手となることを願ってやみません。

参考文献

1. HGF の分子医学ー病態生理・診断・治療ー
   監修：中村敏一、荻原俊男（1998）メディカルレビュー社

2. HGF の神経疾患治療効果と神経保護作用機序
   船越　洋、角山圭一、大谷若菜、中村敏一 (2007)
   Clinical Neurosci. 25 巻 6 号 pp. 620-621.

3. ALS と神経栄養因子 —新規神経栄養因子・神経再生因子としての HGF
   船越　洋、大谷若菜、角山圭一、中村敏一 (2007)
   Brain and Nerve —神経研究の進歩　59 巻 10 号 pp. 1195-1202.

4. Molecular cloning and expression of human hepatocyte growth factor.
   Nakamura T. et al. (1989) Nature. 342, 440-443.

5. The discovery of Hepatocyte Growth Factor (HGF) and its significance for cell biology, life sciences and clinical medicine.
   Nakamura T. and Mizuno S. (2010) Proc. J. Acad, Ser. B, 86, 588-610.

関連特許

1.「肝細胞増殖因子産出誘導剤」
特願 2015-010785（登録：令和２年６月２日）
特許権者：株式会社ニューロゲン、株式会社漢方医科学研究所
発明者：中村 敏一、岡 清正、大城 日出男、中島 宏

2.「筋萎縮性側索硬化症治療剤」
特許第 5442173 号（登録：平成２５年１２月２７日）
特許権者：中村 敏一
発明者：中村 敏一、船越 洋、宣 雄

3.「脊髄損傷治療剤」
特許第 5419045 号（登録：平成２５年１１月２９日）
特許権者：学校法人慶應義塾、クリングルファーマ株式会社、国立大学法人大阪大学
発明者：岡野 栄之、戸山 芳昭、中村 雅也、岩波 明生、中村 敏一、船越 洋

4.「ポリグルタミン病の治療剤又は発病抑制剤」
特許第 5051725 号（登録：平成２４年８月３日）
特許権者：国立大学法人大阪大学、クリングルファーマ株式会社
発明者：中村 敏一、船越 洋、宮澤 大介、岩谷 邦夫

著者プロフィール

■岡　清正（おか　きよまさ）

１９６７年（昭和４２年）４月１１日生まれ。

山口大学農学部獣医学科卒業。動物病院で獣医師として勤務後、大阪大学大学院医学系研究科で医学博士の学位を取得。神戸大学医学部助手、大阪大学微生物病研究所助手を経て、2004年より大阪大学大学院医学系研究科の中村敏一教授のもとでHGF研究に従事。2011年に大阪大学特任准教授。2012年より株式会社ニューロゲン研究開発部部長。株式会社ニューロゲンでは、HGF誘導因子、HGF及びNK4の創薬開発を通じて人々の健康増進・疾患治療への貢献を目指している。2021年より株式会社漢方医科学研究所神戸研究所所長。

■大城　日出男（おおしろ　ひでお）

１９５７年（昭和３２年）１月１日生まれ。
上海中医薬大学附属日本校教授
一般社団法人国際伝統医学教育研究振興機構代表理事
株式会社漢方医科学研究所代表取締役
関西大学工学部で６年間学ぶも母の重度の難病をきっかけに東洋医学の途を志し鍼灸の大学（現：関西医療大学）に入学。
しかし、鍼灸の大学で「東洋医学の真髄」である「漢方処方」を学ぶことができなかったことから、卒業後中国にわたり上海中医薬大学で「中医学」を学ぶ。研修中の上海中医薬大学附属病院で様々な難病患者とその治療を目の当たりにし、本場の東洋医学（中医学）の奥深さとその治療の素晴らしさに感銘。
ハイレベルな東洋医学（中医学）の普及とその人材の育成を目指し、平成２年６月より「中医学」の教育事業を開始し現在に至る。
また教育事業の他に、上海中医薬大学附属日本校のベンチャー企業、株式会社漢方医科学研究所で、生薬成分の研究や新しい漢方処方の開発を行っている。

認知症治療の革命
人体の組織（脳）・細胞を再生する！ HGF

2015 年 11 月 30 日　初版　第 1 刷　発行
2023 年 5 月 30 日　2 版　第 2 刷　発行

監修　中村　敏一
著者　岡　清正
　　　大城　日出男
発行者　佐藤　秀
発行所　株式会社つちや書店
〒 113-0023
東京都文京区向丘 1-8-13
TEL 03-3816-2071
FAX 03-3816-2072
E-mail info@tsuchiyashoten.co.jp
印刷・製本　日経印刷株式会社

http://tsuchiyashoten.co.jp/